# 图解髌股关节病

## Atlas of the Patellofemoral Joint

原　著　Vicente Sanchis-Alfonso

主　译　孙铁铮

译　者（按姓名汉语拼音排列）

曹争明　丁孝权　黄宁庆

李　沼　刘光宇　刘松阳

苏家荣　吴　旭

北京大学医学出版社

**TUJIE BINGU GUANJIEBING**

图书在版编目（CIP）数据

图解髌股关节病 /（西）维森特·桑奇斯 - 阿方索原
著 ; 孙铁铮主译 . – 北京 : 北京大学医学出版社，
2021.1
  书名原文 : Atlas of the Patellofemoral Joint
  ISBN 978-7-5659-2264-0

  Ⅰ . ①图… Ⅱ . ①维… ②孙… Ⅲ . ①髌骨—关节疾
病—诊疗—图解 Ⅳ . ① R684-64

  中国版本图书馆 CIP 数据核字 (2020) 第 178256 号

北京市版权局著作权合同登记号 : 图字 : 01-2015-6032

Translation from English language edition:
Atlas of the Patellofemoral Joint
by Vicente Sanchis-Alfonso
Copyright © 2013 Springer London
Springer London is a part of Springer Science+Business Media

Simplified Chinese translation Copyright © 2021 by Peking University Medical Press.
All Rights Reserved.

**图解髌股关节病**

主　　译 : 孙铁铮
出版发行 : 北京大学医学出版社
地　　址 :（100083）北京市海淀区学院路 38 号　北京大学医学部院内
电　　话 : 发行部 010-82802230 ; 图书邮购 010-82802495
网　　址 : http : //www.pumpress.com.cn
E — mail : booksale@bjmu.edu.cn
印　　刷 : 北京强华印刷厂
经　　销 : 新华书店
责任编辑 : 冯智勇　　责任校对 : 靳新强　　责任印制 : 李　啸
开　　本 : 787 mm × 1092 mm　1/16　　印张 : 12　　字数 : 300 千字
版　　次 : 2021 年 1 月第 1 版　2021 年 1 月第 1 次印刷
书　　号 : ISBN 978-7-5659-2264-0
定　　价 : 110.00 元
**版权所有，违者必究**
（凡属质量问题请与本社发行部联系退换）

# 译者前言

髋股关节病看似简单，实则非常复杂。

膝前痛和髌骨不稳是最复杂的两种膝部疾病，具有多种病因和不同的发病机制，其中混杂着生物力学、神经病理学甚至心理因素。和其他的疾病一样，对于任何一个长期膝前痛的患者而言，病因学分析是非常重要的。骨科医生处理膝前痛的首要目标是准确地判定疼痛的病因，这是制订合理治疗计划的唯一路径。一个错误的诊断可能会导致不合适或不必要的手术治疗，除了可能引起并发症和不必要的花费，结果还可能是灾难性的。单就力学因素而言，膝关节在三个平面的力学对线情况对髌骨轨迹具有很大的影响。髋股关节病的决定因素来自关节外，这是有些膝关节手术失败的原因。

完整的病史采集和全面细致的体格检查是不可替代的。确诊膝前痛和髌骨不稳的首要步骤是病史采集和体格检查，影像学检查只能作为确诊的第二步。当影像学和临床表现不一致时，手术指征不可单纯根据影像学检查确定。同样，不能仅仅根据关节镜下检查髋股关节形合度就决定实施髌骨力线重建手术。

本书以丰富的图片资料，对髋股关节病的发病机制、髋股关节病的生物力学和病理生理学等相关理论进行了阐释，为以病因学为基础对髋股关节病进行临床分类奠定了基础，对影响髋股关节功能的可能机制提供了具体的评估和分析框架，为骨科医生和运动医学医生选择恰当的治疗方式提供了一个简洁、合理的临床路径。

孙铁铮
北京大学人民医院
关节病诊疗研究中心

# 原著前言

　　"一图胜千言。"出版本书的目的是为了让医生通过图片能够更好地了解髌股关节病。本书通过丰富的图片资料，使医生在选择膝关节手术，尤其髌骨相关的手术时有明确而详细的参考路径。这是一本非常实用的书籍，对普通骨科医生和膝关节外科专业医生的临床实践都具有重要参考价值。

Vicente Sanchis-Alfonso

# 原著者

**Håkan Alfredson M.D., Ph.D.** Sports Medicine Unit, Department of Surgical and Perioperative Sciences, Umeå University, Umeå, Sweden

**Jack T. Andrish, M.D.** Department of Orthopaedic Surgery, Center of Sports Health, Cleveland Clinic, Cleveland, OH, USA

**Francisco Aparisi, M.D., Ph.D.** Department of Radiology, Hospital Universitario La Fe, Valencia, Spain

**Carlos M. Atienza, Mech. Eng., Ph.D.** Instituto de Biomecánica de Valencia (IBV), Universidad Politécnica de Valencia, Grupo de Tecnología Sanitaria (GTS-IBV), CIBER-BBN, Valencia, Spain

**Carolina Ávila-Carrasco, Mech. Eng.** Instituto de Biomecánica de Valencia (IBV), Universidad Politécnica de Valencia, Grupo de Tecnología Sanitaria (GTS-IBV), CIBER-BBN, Valencia, Spain

**Sarvottam Bajaj, B.E.** Division of Sports Medicine, Rush University Medical Center, Chicago, IL, USA

**Eszter Baló, M.D.** Orthopaedic and Trauma Department, Uzsoki Hospital, Budapest, Hungary

**Lachlan Batty, M.B.B.S., B.MedSc.** The Alfred Hospital, Melbourne, VIC, Australia

**José María Baydal-Bertomeu, Mech. Eng.** Instituto de Biomecánica de Valencia (IBV), Universidad Politécnica de Valencia, Valencia, Spain

**Gary Beaupré, Ph.D.** Research Career Scientist, VA Rehabilitation Research and Development Center, Palo Alto, CA, USA

**Vicente Belloch-Ugarte** Clinica ERESA, Hospital Universitario La Fe, Valencia, Spain

**Kim Bennell, Ph.D.** Centre for Health, Exercise and Sports Medicine Physiotherapy, School of Health Sciences, The University of Melbourne, Melbourne, VIC, Australia

**Thor F. Besier, Ph.D.** Department of Orthopaedics, Stanford University, Stanford, CA, USA

**Roland M. Biedert, M.D.**  University of Basel, Biel, Switzerland

Sportclinic Villa Linde, Swiss Olympic Medical Center Magglingen-Biel, Biel, Switzerland

**José Antonio Calvo, M.D., Ph.D.**  Hospital General Universitario Gregorio Marañón, Madrid, Spain

**Andrea Castelli, Biomed. Eng.**  Instituto de Biomecánica de Valencia (IBV), Universidad Politécnica de Valencia, Valencia, Spain

**Brian J. Cole, M.D., M.B.A.**  Division of Sports Medicine, Departments of Orthopaedics & Anatomy and Cell Biology, Cartilage Restoration Center at Rush, Rush University Medical Center, Chicago, IL, USA

**Marco Collarile, M.D.**  Orthopaedic Department and Knee Surgery Center, Sacro Cuore Don Calabria Hospital, Negrar, Verona, Italy

**Alex Cortés, M.D., Ph.D.**  Instituto de Biomecánica de Valencia (IBV), Universidad Politécnica de Valencia, Valencia, Spain

**Andrew J. Cosgarea, M.D.**  Department of Orthopaedic Surgery, Johns Hopkins University, Baltimore, MD, USA

**Enrique Cuñat**  E. Cuñat Physiotherapy, Valencia, Spain

**Patrik Danielson, M.D., Ph.D.**  Section for Anatomy, Department of Integrative Medical Biology, Faculty of Medicine, Umeå University, Umeå, Sweden

**David Dejour, M.D.**  Lyon Ortho Clinic, Lyon, France

**Scott Delp, Ph.D.**  Department of Bioengineering, Stanford University, Stanford, CA, USA

**Julio Domenech, M.D., Ph.D.**  Associate Professor of Orthopaedic Surgery, Facultad de Ciencias de la Salud, Universidad Cardenal Herrera – CEU, Valencia, Spain

**Christine Draper, Ph.D.**  Department of Bioengineering, Stanford University, Stanford, CA, USA

**Eric W. Edmonds, M.D.**  Department of Orthopaedic Surgery, University of California, San Diego, San Diego, CA, USA

Sports Medicine Program, Pediatric Orthopaedic and Scoliosis Center, Rady Children's Hospital San Diego, San Diego, CA, USA

**John J. Elias, Ph.D.**  Akron General Medical Center, Calhoun Research Lab, Akron, OH, USA

**Lars Ejerhed, M.D., Ph.D.**  Orthopaedic Department, University of Gothenburg, NU-Hospital Organization, Trollhättan/Uddevalla, Sweden

**Pieter J. Erasmus, M.D.**  University of Stellenbosch, Mediclinic, Die Boord, Stellenbosch, South Africa

**Begoña Espejo**  Department of Methodology of the Behavioural Sciences, University of Valencia, Valencia, Spain

**Jack Farr, M.D.**  Voluntary Clinical, Orthopaedic Surgery, IU School of Medicine, OrthoIndy Knee Care Institute, Cartilage Restoration Center of Indiana, Indianapolis, IN, USA

**Donald C. Fithian, M.D.**  Southern California Permanente Medical Group, El Cajon, CA, USA

**Sture Forsgren, M.D., Ph.D.**  Department of Integrative Medical Biology, Anatomy, Umeå University, Umeå, Sweden

**Michael Fredericson, M.D.**  Department of Orthopaedics, Stanford University, Stanford, CA, USA

**Heather Freeman, PT, DHS**  Shelbourne Knee Center, Methodist Hospital, Indianapolis, IN, USA

**José David Garrido-Jaén, Mech. Eng.**  Instituto de Biomecánica de Valencia (IBV), Universidad Politécnica de Valencia, Valencia, Spain

**Pau Golanó**  Laboratory of Arthroscopic and Surgical Anatomy, Department of Pathology and Experimental Therapeutics, Human Anatomy Unit, Faculty of Medicine, University of Barcelona, Barcelona, Spain

**Garry Gold, M.S., M.D.**  Department of Radiology, Stanford University, Stanford, CA, USA

**Jason Gould, M.D.**  Department of Orthopedic Surgery, Mount Sinai Medical Center, New York, NY, USA

**Ronald P. Grelsamer, M.D.**  Patellofemoral Reconstruction, Mount Sinai Medical Center, New York, NY, USA

**László Hangody, M.D., Ph.D., D.Sc.**  Department of Orthopaedics, Uzsoki Hospital, Budapest, Hungary

**Jüri Kartus, M.D., Ph.D.**  Orthopaedic Department, University of Gothenburg, NU-Hospital Organization, Trollhättan/Uddevalla, Sweden

**James Kercher, M.D.**  Division of Sports Medicine, Rush University Medical Center, Chicago, IL, USA

**Najeeb Khan, M.D.**  Southern California Permanente Medical Group, San Marcos, CA, USA

**Emily E. Krodel, M.D.**  Indiana University School of Medicine, Indianapolis, IN, USA

**Susana Marín-Roca, Mech. Eng.**  Instituto de Biomecánica de Valencia (IBV), Universidad Politécnica de Valencia, Valencia, Spain

**Vicente Martinez-Sanjuan, M.D., Ph.D.**  MR and CT Unit, ERESA-Hospital General Universitario, Valencia, Spain

**Jenny McConnell, BAppSci (Phty), Grad Dip Man Ther, M Biomed Eng.** McConnell & Clements Physiotherapy, Sydney, Australia

**Alan C. Merchant, M.D.** Department of Orthopedic Surgery, Stanford University School of Medicine, Palo Alto, CA, USA

Department of Orthopedic Surgery, El Camino Hospital, Mountain View, CA, USA

**Carmen Monserrat** Department of Radiology, Hospital Arnau de Vilanova, Valencia, Spain

**Erik Montesinos-Berry, M.D.** Hospital de Manises, Valencia, Spain

**Tomas Movin, M.D., Ph.D.** Emergency Department, Karolinska University Hospital, Karolinska Institutet, Stockholm, Sweden

**Maurice Y. Nahabedian, M.D., FACS** Department of Plastic Surgery, Georgetown University, Georgetown, Washington DC, USA

**Jan Näslund, Ph.D.** Department of Physiology and Pharmacology, Karolinska Institutet, Stockholm, Sweden

**Eiki Nomura, M.D.** Department of Orthopaedic Surgery, International Goodwill Hospital, Yokohama, Japan

**Fermín Ordoño, M.D., Ph.D.** Department of Neurophysiology, Hospital Arnau de Vilanova, Valencia, Spain

**Lars Öhberg, M.D., Ph.D.** Department of Radiation Sciences, Diagnostic Radiology, Umeå, Sweden

**Saikat Pal, Ph.D.** Department of Bioengineering, Stanford University, Stanford, CA, USA

**María Francisca Peydro-De Moya, M.D., Ph.D.** Instituto de Biomecánica de Valencia (IBV), Universidad Politécnica de Valencia, Valencia, Spain

**Jaime M. Prat, M.D., Ph.D.** RTD Area, Instituto de Biomecánica de Valencia (IBV), Universidad Politécnica de Valencia, Grupo de Tecnología Sanitaria (GTS-IBV), CIBER-BBN, Valencia, Spain

**Fernando Revert-Ros** Centro de Investigación Príncipe Felipe, Biomedicina, Valencia, Spain

**Esther Roselló-Sastre, M.D., Ph.D.** Department of Pathology, Hospital Universitario Dr. Peset, Valencia, Spain

**Paulo Renato Saggin, M.D.** Instituto de Ortopedia e Traumatologia (I.O.T.), Passo Fundo, Brazil

**Michael J Salata, M.D.** Division of Sports Medicine, Rush University Medical Center, Chicago, IL, USA

**Vicente Sanchis-Alfonso, M.D., Ph.D.** International Patellofemoral Study Group, ACL Study Group, Hospital 9 de Octubre, Hospital Arnau de

**Juan Saus-Mas** Centro de Investigación Príncipe Felipe, Biomedicina, Valencia, Spain

**Alexander Scott, B.Sc (PT), Ph.D.** Department of Physical Therapy, Faculty of Medicine, University of British Columbia, Vancouver, BC, Canada

**K. Donald Shelbourne, M.D.** Shelbourne Knee Center at Methodist Hospital, Indiana University School of Medicine, Indianapolis, IN, USA

**Agustin Serrano, M.D.** Hospital de Manises, Valencia, Spain

**Alfredo Subías-López, M.D.** Hospital General de Almansa, Albacete, Spain

**Robert A. Teitge, M.D.** Department of Orthopaedics, Wayne State University School of Medicine, Detroit, MI, USA

**Mathieu Thaunat, M.D.** Department of Orthopedic Surgery, Hopital André Mignot, Le Chesnay, France

**Roger Torga-Spak, M.D.** Department of Surgery, Faculty of Orthopaedics and Traumatology, Instituto Universitario CEMIC, Buenos Aires, Argentina

**Philippe M. Tscholl, M.D.** Sportclinic Villa Linde, Swiss Olympic Medical Center Magglingen-Biel, Biel, Switzerland

**Scott E. Urch, M.D.** Shelbourne Knee Center at Methodist Hospital, Indiana University School of Medicine, Indianapolis, IN, USA

**Damien Van Tiggelen, PT** Department of Rehabilitation Sciences and Physical Therapy, Faculty of Medicine, Ghent University of Gent, Ghent, Belgium

Department of Traumatology and Rehabilitation, Military Hospital Queen Astrid, Brussels, Belgium

**Javier Vaquero, M.D., Ph.D.** Universidad Complutense de Madrid, Hospital General Universitario Gregorio Marañon, Madrid, Spain

**Jordi Vega** Department of Orthopedic and Trauma Surgery, Hospital Asepeyo Sant Cugat, Sant Cugat del Vallés, Barcelona, Spain

**Lotta Willberg, M.D.** Capio Artro Clinic, Karolinska Institute, Stockholm, Sweden

**Suzanne Werner, Ph.D.** Stockholm Sports Trauma Research Center, Karolinska institutet, Stockholm, SwedenCapio Artro Clinic, Stockholm, Sweden

**Tine Willems** Department of Rehabilitation Sciences and Physical Therapy, Faculty of Medicine, University of Gent, Ghent, Belgium

**Erik Witvrouw, Ph.D.** Department of Rehabilitation Sciences and Physical Therapy, Faculty of Medicine, Ghent University of Gent, Ghent, Belgium

# 目　录

## 第一部分　病因学基础和治疗适应证

## 第二部分　研究髌股关节的新兴技术及其临床相关性

## 第三部分 临床病例

## 第四部分 外科技术

# 第一部分
# 病因学基础和治疗适应证

# ① 背景：髌股关节力线异常与组织稳态

## ——髌股关节病的未解之谜与真相

本章我们讨论髌股关节病，它具有发病原因多样性以及病因、诊断和治疗复杂性等特点。

那些认为"膝前痛是具有潜在神经质人格患者的一种自限性病症"的观点应该从骨科文献中剔除掉。

我们对膝前痛的认识在整个 20 世纪不断深入。髌骨软骨软化最早是在 20 世纪初被提出来的，但是直到 20 世纪 60 年代末，膝前痛才开始被归因于髌骨软骨软化，之后通过进一步研究认识到膝前痛与髌股关节力线异常相关。最近，学者们将膝前痛进一步归因于更为宽泛的病理生理过程，如髌骨周围滑膜炎、骨内压增加及骨改建增强。现在我们处于一个转折点。新的信息正在爆炸性地涌现。如今，医学整体进入亚细胞水平，这正是我们处理膝前痛综合征时所遵循的思路。尽管这种理念的改变对将来膝前痛的治疗所带来的影响尚不明确，但是我们相信在新的千年里，这些新的理念将会为我们打开一扇门，去发现全新的、振奋人心的观点，进而为治疗这一难题带来潜在的革命性突破。显然，目前我们正处在通往探索膝前痛来源之路的起点位置。

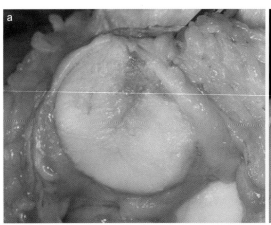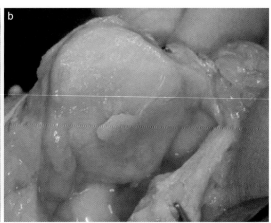

**图 1.1** 患者术前疼痛的严重程度与术中发现的髌骨软骨软化的严重程度或病变范围并不完全一致。最严重的软骨软化常见于反复髌骨脱位的患者，而这些患者在髌骨脱位间歇期的疼痛很弱或无疼痛 (a)。主诉膝前痛的髌股关节力线异常 (patellofemoral malalignment, PFM) 患者，软骨磨损的髌骨表面可见软骨碎片和裂隙 (b)

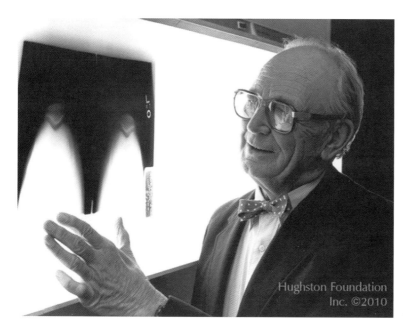

图 1.2　Jack C. Hughston, MD (1917—2004)，运动医学的创始人之一（©Hughston 基金会）

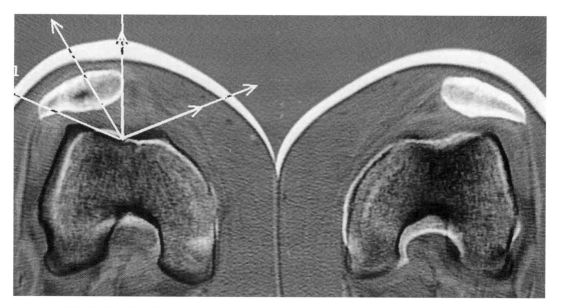

图 1.3　右膝关节膝前痛合并功能性髌股关节不稳的患者膝关节 0° 位 CT 图像，双膝髌股关节都存在力张异常，但左膝却完全没有症状

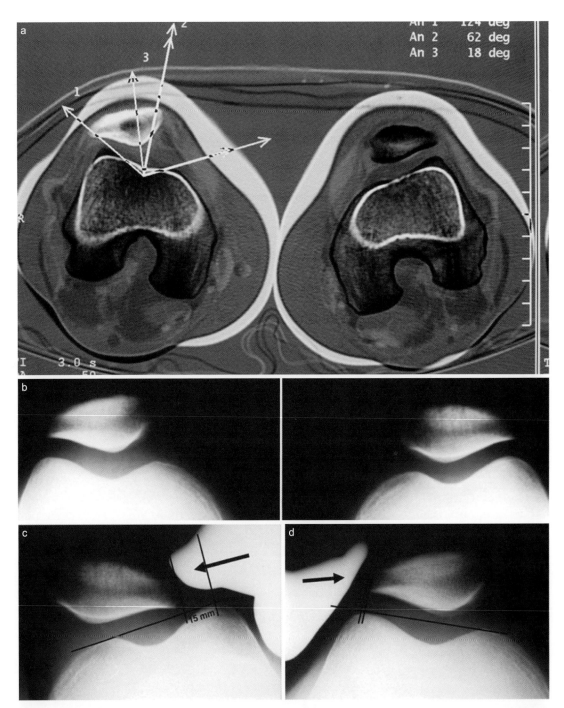

**图 1.4** 左膝重度膝前痛合并髌股关节不稳的 0° 位 CT 图像 (a)。左膝关节在 2 年前进行了 Insall 近端力线重排手术，尽管改善了髌股关节形合度，但患者的症状仍很明显，Fulkerson 试验阳性（检测髌骨内侧半脱位）。右膝虽然也表现髌股关节对线不良，但无明显症状。常规 X 线片未发现异常，并且膝关节 Merchant 髌骨轴位像显示髌骨居中良好 (b)。左膝关节髌骨轴位应力位 X 线片 (c) 有助于我们发现医源性的髌骨内侧半脱位（向内侧脱位 15mm）。(d) 为右膝关节髌骨轴位应力位 X 线片。使用髂胫束和髌腱修复髌骨外侧支持结构矫正髌骨内侧半脱位后症状消失

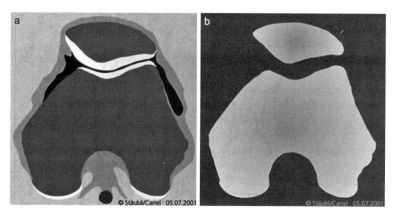

**图 1.5** 左膝关节髌骨轴位钆增强 MRI。(a) 示髌股关节形合优良。(b) 为骨轮廓图像显示髌股关节形合不良 (Reprinted from Staeubli HU, Bosshard C, Porcellini P, et al. Magnetic resonance imaging for articular cartilage: cartilage-bone mismatch. Clin Sports Med. 2002; 21:417-433. With permission from Elsevier)

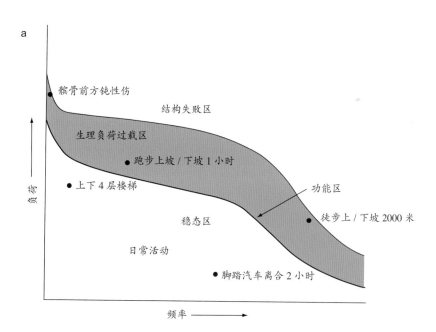

**图 1.6** 功能区理论的染色图。(a) 示稳态区、功能区及结构失败区。(b) 为损伤后功能区的改变。(c) 示在新的功能区，减轻负重可促进正常的修复过程

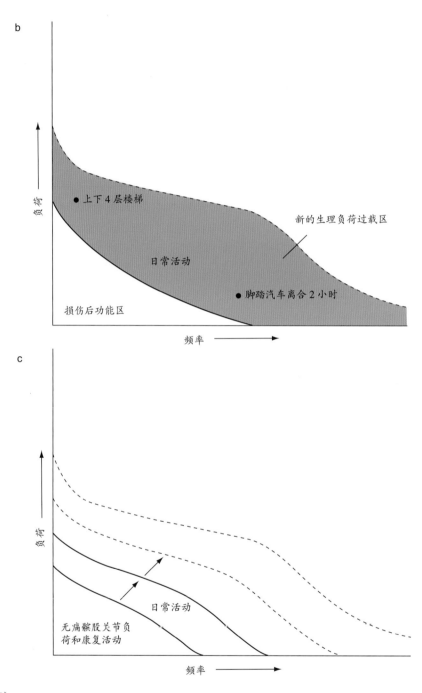

图 1.6（续）

（Vicente Sanchis-Alfonso 著　丁孝权 译　孙铁铮 校）

# 膝前痛病因学的相关研究 ②

对于任何一个长期膝前痛的患者而言，病因学分析是非常重要的。其中之一就是髌股关节稳态的轻度紊乱，临床上常常不易察觉，但是可表现为疼痛。疼痛的机制依其起始刺激、免疫反应、炎症反应类型的不同而不同，因此，分析可能的疼痛机制是很有临床意义的。分析炎症介质和免疫细胞为揭示弥漫性膝前痛（anterior knee pain, AKP）的病因提供重要信息。对治疗前患者的状态进行回顾分析也可能得到重要线索。本章探讨了缺氧理论是膝前痛的病因的可能性。

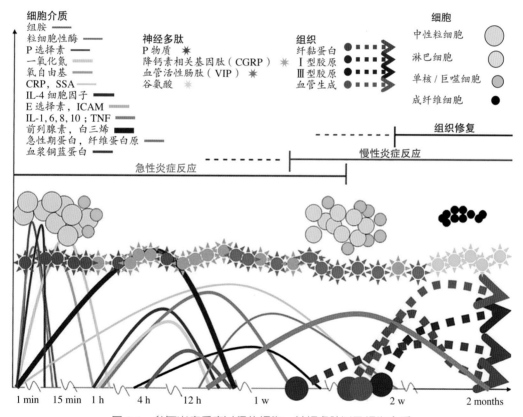

**图 2.1** 参与炎症反应过程的细胞、神经多肽以及细胞介质

（Jan Naslund 著　丁孝权 译　孙铁铮 校）

# 3 膝前痛的生物学原因

通过回顾年轻的膝前痛患者的病理生理学因素，我们提出新的"神经模型假说"，用来解释膝前痛的发生。我们研究了年轻髌股关节疼痛综合征（patellofemoral pain syndrome，PFPS）患者的神经解剖学基础，发现外侧支持带在疼痛的发生过程中发挥关键作用。外侧支持带周期性短时缺血，通过触发分布于血管周围的疼痛相关轴突（P物质阳性神经纤维）的神经生长导致膝前痛的发生，至少在部分膝前痛患者中是这样的。我们的研究发现与目前广为

接受的解释膝前痛发生的"组织稳态理论"是相符合的。一旦膝前痛的"神经模型假说"被证实，那么就可能为很多患者在缓解疼痛方面提供比矫正力线更加安全有效的治疗建议。此外，我们认为PFPS患者存在关节不稳是可以解释为或者至少部分解释为外侧支持带中与本体感觉相关的神经损伤。但我们的研究并不排除其他解剖结构如髌上脂肪垫、滑膜以及软骨下骨导致疼痛的可能性。

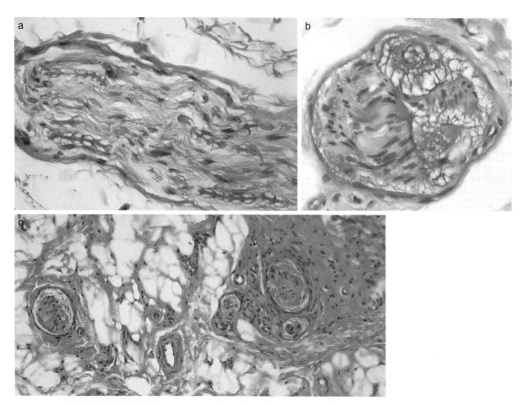

**图 3.1** (a) 正常神经纤维的组织学特征。(b) 发生神经黏液样变性的神经纤维。(c) 外侧支持带的组织神经瘤（HE 染色）(b–Reproduced from Sanchis-Alfonso V, Roselló-Sastre E, Monteagudo-Castro C, et al. Quantitative analysis of nerve changes in the lateral retinaculum in patients with isolated symptomatic patellofemoral malalignment. A preliminary study. Am J Sports Med. 1998; 26: 703-709. Reprinted by permission from Theime, c–Reproduced from Sanchis-Alfonso V, Roselló-Sastre E, Monteagudo-Castro C, et al. Quantitative analysis of nerve changes in the lateral retinaculum in patients with isolated symptomatic patellofemoral malalignment. A preliminary study. Am J Sports Med. 1998; 26:703-709. Copyright © 1998, Reprinted by permission of SAGE Publications)

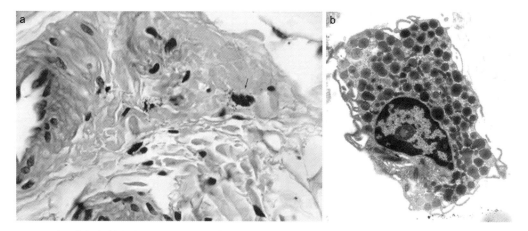

**图 3.2** (a) 间质中充满大量肥大细胞（箭头所示），主要分布在血管周围。有些可能呈脱颗粒状态（即活化的肥大细胞）（Giemsa 染色）。(b) 外侧支持带肥大细胞的亚显微结构图像，可见胞质内充满趋化性颗粒（透射电镜）(a–Reproduced from Sanchis-Alfonso V, Roselló-Sastre E. Immunohistochemical analysis for neural markers of the lateral retinaculum in patients with isolated symptomatic patellofemoral malalignment. A neuroanatomic basis for anterior knee pain in the active young patient. Am J Sports Med. 2000; 28:725-731. Copyright © 2000, Reprinted by permission of SAGE Publications)

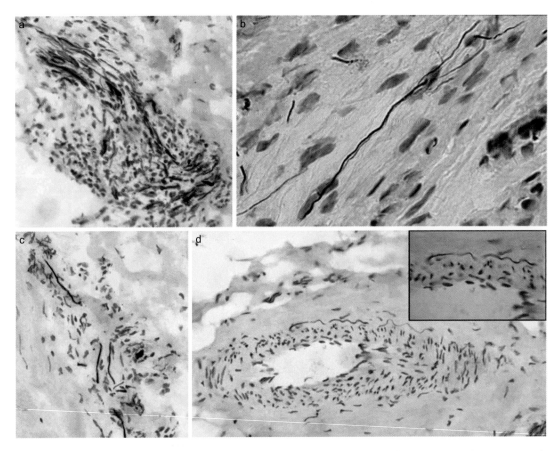

**图 3.3** 结缔组织中神经分布明显增加，图示为微小神经瘤 (a) 和游离神经末端长入到间质内 (b)，或者紧邻小血管 (c)。(d) 血管神经的分布也增多，小轴突在动脉外膜周围呈项链状分布 (a ~ c–Reproduced from Sanchis-Alfonso V, Roselló-Sastre E. Immunohistochemical analysis for neural markers of the lateral retinaculum in patients with isolated symptomatic patellofemoral malalignment. A neuroanatomic basis for anterior knee pain in the active young patient. Am J Sports Med. 2000; 28: 725-731. Copyright © 2000, Reprinted by permission of SAGE Publications)

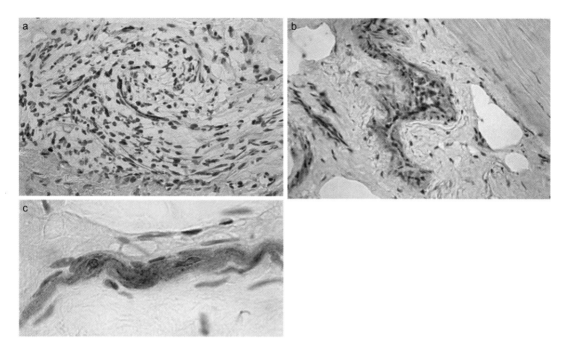

图 3.4 痛觉轴突中的神经瘤很多，这可通过检测 P 物质加以验证 (a)。P 物质表达于神经纤维的轴突以及有颗粒状游离神经纤维末端 (b)。在有些伴有疼痛症状患者的血管壁也可见到 P 物质 (c)（P 物质免疫组化，冰冻切片）(a, b–Reproduced from Sanchis-Alfonso V, Roselló-Sastre E. Immunohistochemical analysis for neural markers of the lateral retinaculum in patients with isolated symptomatic patellofemoral malalignment. A neuroanatomic basis for anterior knee pain in the active young patient. Am J Sports Med. 2000; 28: 725-731. Copyright © 2000, Reprinted by permission of SAGE Publications)

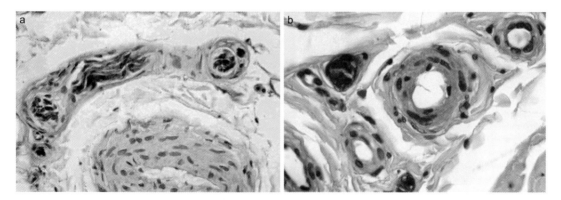

图 3.5 在我们的患者中可见到血管外膜周围神经分布增加，由微小有髓鞘神经纤维构成的富血管网络，从血管外膜进入外肌层形成项链样结构 (a，b)。横断面 (c) 和切面图 (d)（S-100 蛋白免疫组化）(Reproduced from Sanchis-Alfonso V, Roselló-Sastre E, Monteagudo-Castro C, et al. Quantitative analysis of nerve changes in the lateral retinaculum in patients with isolated symptomatic patellofemoral malalignment. A preliminary study. Am J Sports Med. 1998; 26: 703-709. Copyright © 1998, Reprinted by permission of SAGE Publications)

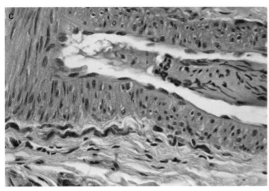
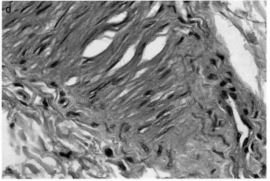

图 3.5（续）

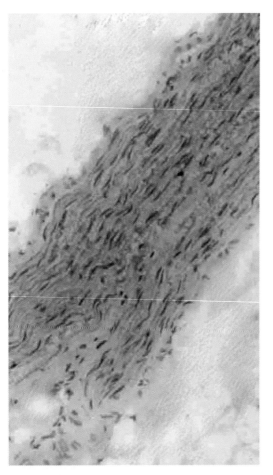

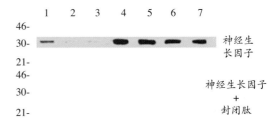

图 3.7　免疫印迹法检测神经生长因子 (NGF) 表达，疼痛患者（病例编号为 4、5、6、7）在 NGF 前体水平的表达上呈一浓密条带，而以关节不稳为主要症状的患者则表现为条带薄弱或缺失。左侧数字表示分子量（kDa）

图 3.6　神经生长因子 (nerve growth factor, NGF) 在粗神经纤维的轴突中呈颗粒状分布，同时也在施万细胞胞质中表达

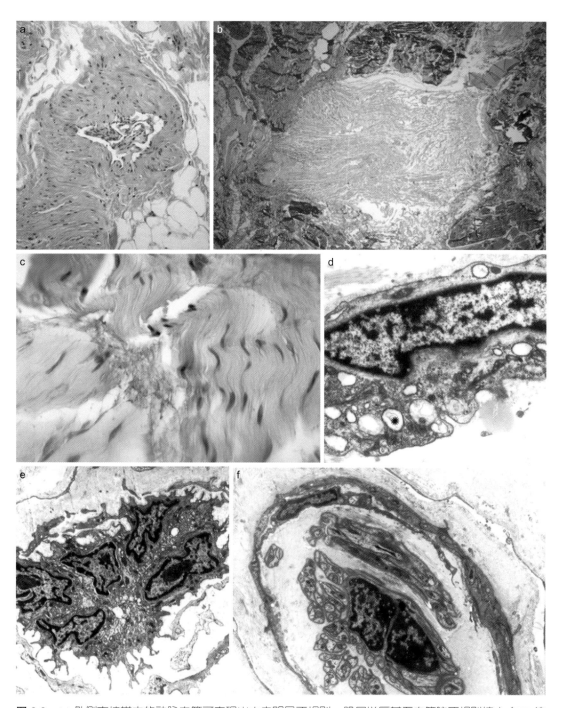

**图 3.8** (a) 外侧支持带中的动脉血管可表现出内皮明显不规则，肌层增厚甚至血管腔不规则缩小（HE 染色）。(b) 结缔组织中巢状破坏表现为胶原纤维的变性改变，纤维成分减少同时伴有间质中黏液状物质集聚（Masson's Trichrome 染色）。(c) 纤维支持带中部呈黏液样间质变性（HE 染色）。(d) 由于缺氧导致成纤维细胞发生变性（自噬小体增多，如星号所示，透射电镜）。(e) 新生血管形成，内皮细胞表现核活化而核仁明显。(f) 亚显微结构观察可发现神经芽是包埋在施万细胞胞质中的微小轴突的分支。(g) 神经芽的细致结构 (b–Reproduced with permission from Sanchis-Alfonso V, Roselló-Sastre E. Proliferación neural e isquemia. Rev Patol Rodilla. 1998; 3: 60-63)

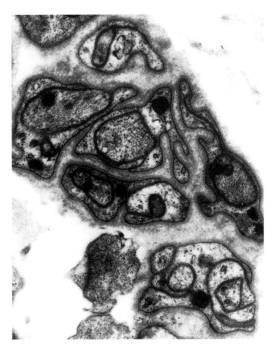

图 3.8（续）

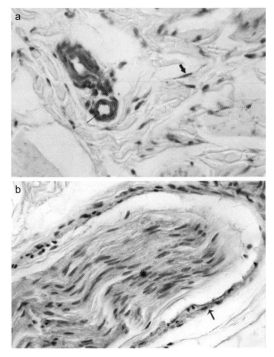

图 3.9    (a) 中到重度疼痛的患者的小血管（血管壁和内皮）（细箭头）以及血管周围的成纤维细胞（粗箭头）表达血管内皮生长因子 (vascular endothelial growth factor, VEGF)。(b) 在有些病例中可见到 VEGF 甚至在神经鞘周围（细箭头）和轴突内（粗箭头）表达（VEGF 免疫组化）

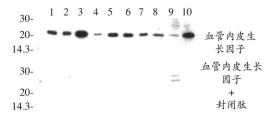

图 3.10    免疫印迹检测血管内皮生长因子 (VEGF) 表达显示，严重疼痛患者表现为浓密条带，而在 2 例以关节不稳和无痛为主要问题的患者中几乎不表达（重度疼痛：病例 2、3、10；中度疼痛：病例 1、5、8；轻度疼痛：病例 4、6、7、9）

**图 3.11**　骨质疏松与膝前痛
相关（左膝）

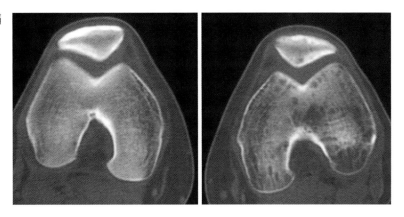

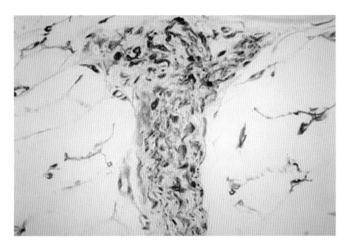

**图 3.12**　骨 - 韧带结合位点附近的中等大小的神经发生"神经芽"改变，神经鞘脱失并分出微小的神经束
（抗 S-100 蛋白）

（Vicente Sanchis-Alfonso, Esther Roselló-Sastre, Juan Saus-Mas, Fernando Revert-Ros 著

丁孝权 译　孙铁铮 校）

# ④ 年轻患者膝前痛的病因：髌股关节力线异常和疼痛之间是否相关？

## ——我们从力线重建手术中学到了哪些呢？

本章并非刻意去介绍某一特定的手术技术，而是为了更好地加深对膝前痛病理生理学机制的认识。我们的目的是：确认髌股关节力线异常（PFM）与膝前痛是否存在一定关系；分析股内侧斜肌（vastus medialis obliquus, VMO）肌纤维对增加静息长度的长期反应；同时明确 Insall 近端重建手术（Insall's proximal realignment,

IPR）术后发生髌股关节骨关节炎的概率。

我们的研究发现：①并不是所有存在髌股关节力线异常（PFM）的膝关节都会出现症状，也就是说 PFM 并不是疼痛出现的充分条件，至少在术后患者是这样的；②延长 VMO 对 VMO 并没有坏处；③ IPR（Insall 近端重建手术）并不会促进髌股关节骨关节炎的发生。

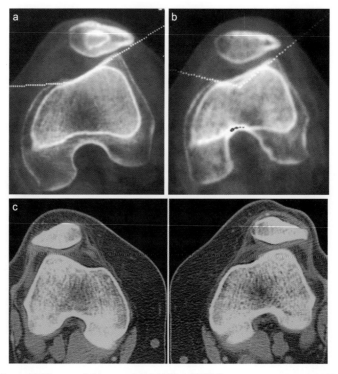

图 4.1　膝关节 0° 位 CT 图像。(a) 术前 CT：髌股关节力线异常 (PFM)。(b) Insall 近端力线重建手术 (IPR) 术后短期随访，髌股关节对位良好。(c) 长期随访（IPR 术后 13 年），我们发现患者存在双侧无症状性髌股关节力线异常 (a–Reproduced from Sanchis-Alfonso V, Roselló-Sastre E, Martinez-SanJuan V. Pathogenesis of anterior knee pain syndrome and functional patellofemoral instability in the active young. A review. Am J Knee Surg. 1999; 12:29-40. Reprinted by permission from Theieme)

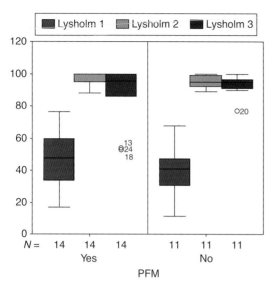

图 4.2　有或无髌股关节力线异常患者的 Lysholm 评分。Lysholm 1 为术前评分；Lysholm 2 为中期随访的评分；Lysholm 3 为长期随访的评分

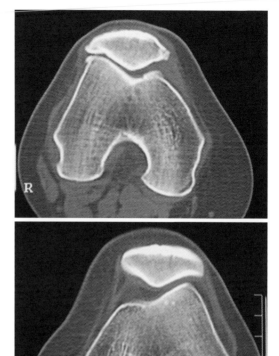

图 4.3　患者女，36 岁，12 年前行右膝 Insall 近端力线重建手术，膝关节 0° 位 CT 图像。可以观察到髌骨和股骨髁上的骨赘，并且髌股关节间隙发生了可见的狭窄（右膝）。但临床 12 年的随访结果却很好。患者左膝为无症状性髌股关节力线异常

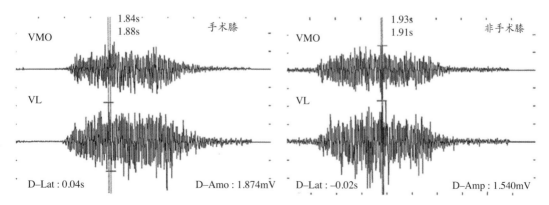

图 4.4　术侧膝关节 VMO 与对侧无症状膝关节的 VMO 的 SEMG（表面肌电）活动比较。术侧膝关节 VL 和对侧无症状膝关节 VL 的 SEMG 活动比较

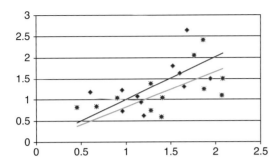

图 4.5　手术膝（绿线）和非手术膝（红线）
VMO∶VL 比值。* 表示非手术膝，◆ 表示手术膝

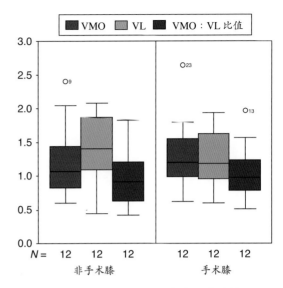

图 4.6　手术膝与对侧无症状非手术膝的 VMO
和 VL 振幅。手术膝与对侧无症状非手术膝的
VMO∶VL 比值

（Vicente Sanchis-Alfonso, Fermín Ordono, Alfredo Subías-López, Carmen Monserrat 著
丁孝权 译　孙铁铮 校）

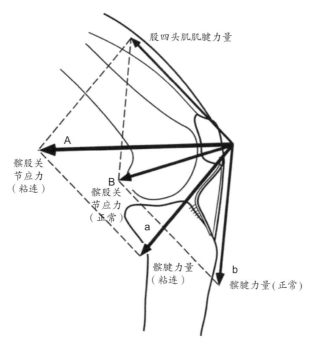

**图 6.6**  髌腱与胫骨近端粘连对髌股关节应力的影响 (Reproduced from Ahmad CS, Kwak SD, Ateshian GA, et al. Effects of patellar tendon adhesion to the anterior tibia on knee mechanics. Am J Sports Med. 1998; 26:715-724. Reprinted by permission of SAGE Publications)

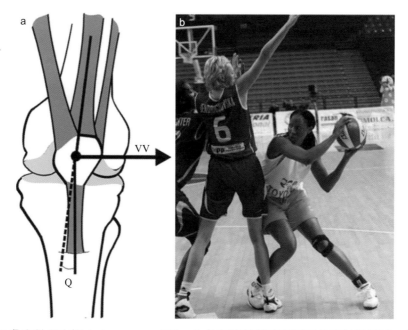

**图 6.7**  (a) Q 角和外翻力矩 (valgus vector, VV)。Q 角在膝关节伸直最后几度时施加了一个外翻力矩。(b) 很多运动姿势使膝关节外翻受力，增加了 Q 角和外翻力矩 (Fig. b is reproduced with permission from ROS CASARES/JACOBO PAYA)

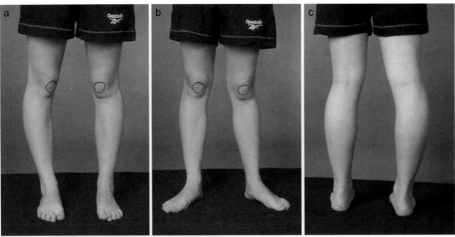

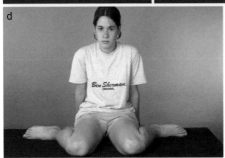

图 6.8 "严重力线异常综合征"的特点是 (a) 内向型髌骨。(b) 胫骨外向扭转。(c) 右足外旋及 Helbing 征阳性（跟腱向内侧弯曲），及 (d) 股骨颈前倾 (Reproduced from Sanchis-Alfonso V, Roselló-Sastre E, Martinez-SanJuan V. Pathogenesis of anterior knee pain syndrome and functional patellofemoral instability in the active young. Am J Knee Surg. 1999; 12:29-40. Reprinted by permission from Thieme)

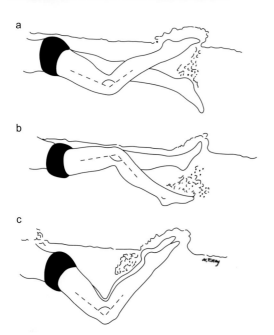

图 6.9 不同泳姿每次摆腿的膝关节屈曲角度。(a) 自由泳时膝关节屈曲度。(b) 仰泳时膝关节屈曲度。(c) 蝶泳时膝关节屈曲度 (Reprinted from Rodeo SA. Knee pain in competitive swimming. Clin Sports Med. 1999;18:379-387. With permission from Elsevier)

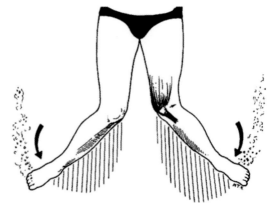

图 6.10 蛙泳时的下肢姿势 (Reprinted Rodeo SA. Knee pain in competitive swimming. Clin Sports Med. 1999; 18:379-387. With permission from Elsevier)

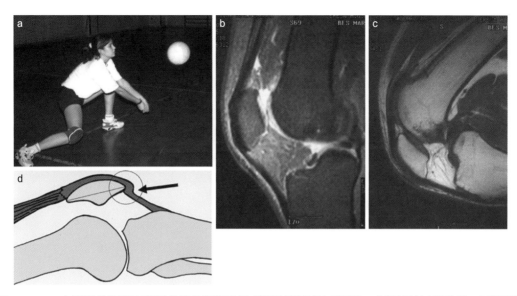

**图 6.11** (a) 左膝经常处于高度屈曲的排球运动员（髌股关节应力增加）。右膝被迫过度外翻，可能最终会造成直接或间接损伤。(b, c) 采用磁共振对右膝为起跳腿并且 Puddu 检查阳性的膝关节进行功能研究。随着膝关节的屈曲，髌骨下极撞击到髌腱近侧后面。膝关节处于任何过屈位时都会主诉剧烈疼痛。患者日常活动如驾车都有困难。(d) 图中显示普杜 (Puddu) 动作造成髌骨下极与髌腱撞击

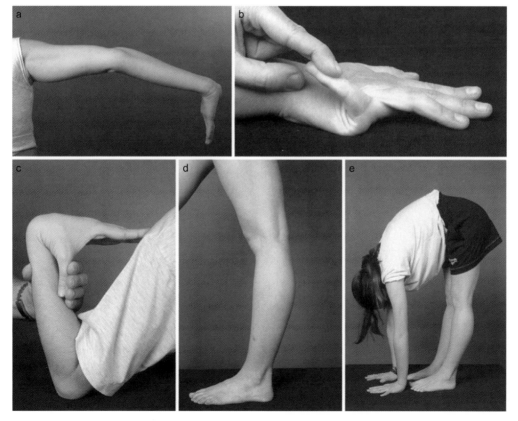

**图 6.12** 全身韧带松弛诊断标准：肘关节过伸 > 10° (a)。小指被动过伸 > 90° (b)。拇指触及前臂阳性 (c)。膝关节过伸 > 10° (d)。（身体前屈时）膝关节过伸双掌触地 (e)。患者满足 3 个或 3 个以上试验阳性则为全身韧带松弛

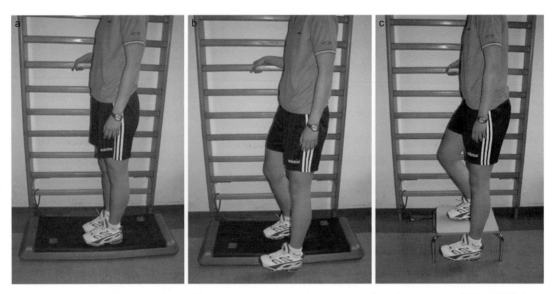

**图 6.13**  右膝在闭链运动中做股四头肌离心练习。(a) 开始位置。(b) 加强位置。(c) 用较高脚蹬做加强练习

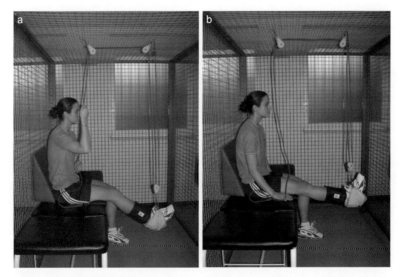

**图 6.14**  患者坐姿进行股四头肌开链离心练习（在罗氏架内）。(a) 患者在滑轮辅助下伸直下肢。(b) 然后屈膝，在离心相强化股四头肌肌力

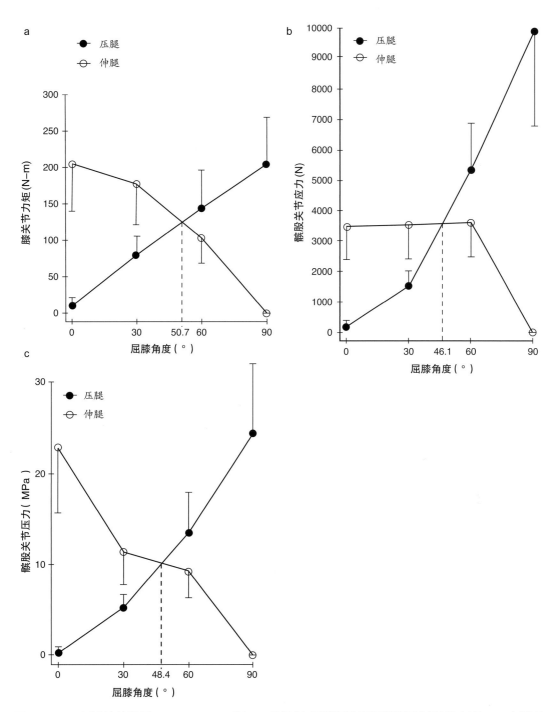

**图 6.15** (a) 在膝关节处于 0°、30°、60° 和 90° 时对比开链运动和闭链运动时关节力矩。(b) 在膝关节处于 0°、30°、60° 和 90° 时对比开链运动和闭链运动时髌股关节应力。(c) 在膝关节处于 0°、30°、60° 和 90° 时对比开链运动和闭链运动时髌股关节的压力 (Reproduced from Steinkamp LA, Dillingham MF, Markel MD, et al. Biomechanical considerations in patellofemoral joint rehabilitation. Am J Sports Med. 1993; 21:438–444. Reprinted by permission of SAGE Publications)

（Vicente Sanchis-Alfonso, Carolina Ávila-Carrasco, Jaime M. Prat-Pastor, Carlos M. Atienza, Enrique Cuñat 著  李  沼  苏家荣 译  孙铁铮 审校）

# 7 髌骨脱位的解剖

急性髌骨脱位是常见的膝关节损伤，可以导致膝关节疼痛、功能损失和（或）形成复发性髌骨不稳。最近的研究主要集中在导致急性髌骨脱位的解剖因素。组织损伤对髌骨稳定性的特异性影响，即特定组织结构的损伤会造成髌股关节异常，而使原来没有症状的膝关节发生疼痛和（或）不稳定。这些研究有利于提高髌骨不稳外科治疗的精确性，而且研究结果可以帮助我们完善手术指征和手术技术。

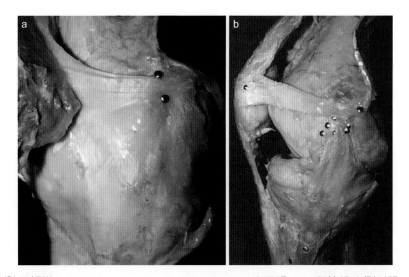

**图 7.1**　内侧髌股韧带 (medial patellofemoral ligament, MPFL) 肉眼观。(a) 翻转股内侧斜肌 (vastus medial oblique, VMO) 可以看到 MPFL。(b) 切除 VMO，可见 MPFL 全程走行。2 枚钉固定在 MPFL 的股骨止点 (From Nomura E, Fujikawa T, Takeda T, et al. Anatomical study of the medial patellofemoral ligament. Orthop Surg Suppl. 1992; 22:2-5)

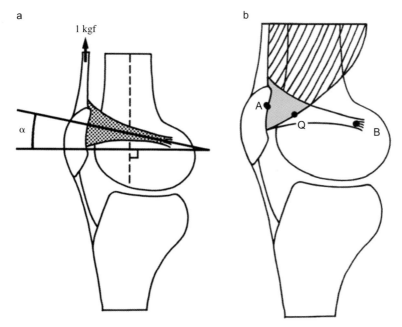

**图 7.2**   (a) 内侧髌股韧带 (medial patellofemoral ligament, MPFL) 轴线相对股骨纵轴垂线向近侧偏离。
(b) VMO 腱和 MPFL 在从 Q 到 A 的区域交汇 (From Nomura E, Fujikawa T, Takeda T, et al. Anatomical study of the medial patellofemoral ligament. Orthop Surg Suppl. 1992; 22:2-5)

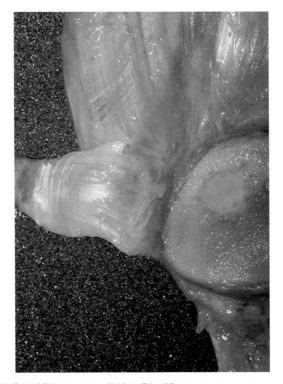

**图 7.3**   从股骨角度看内侧髌股韧带 (MPFL) 和股内侧斜肌 (VMO)(From Nomura E, Fujikawa T, Takeda T, et al. Anatomical study of the medial patellofemoral ligament. Orthop Surg Suppl. 1992; 22:2-5)

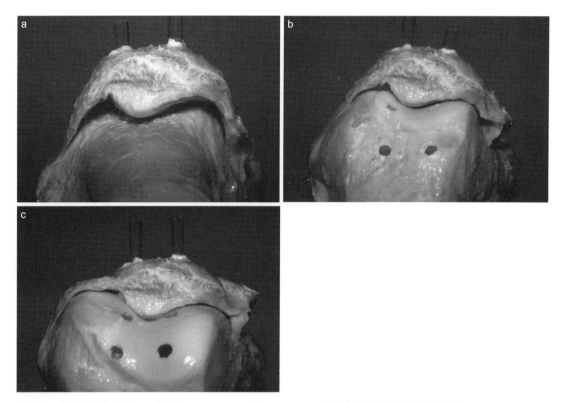

**图 7.4** 股四头肌负荷 1kg 时从 (a) 0°、(b) 60°、(c) 120° 髌骨轴位相观察髌股关节 (From Nomura E, Horiuchi Y, Kihara M. Medial patellofemoral ligament restraint in lateral patellar translation and reconstruction. Knee. 2000; 7:121-127)

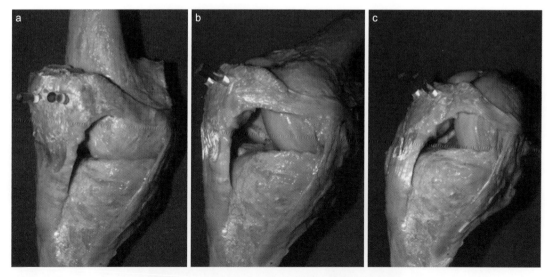

**图 7.5** 股四头肌负荷 1kg 时在 (a) 0°、(b) 60°、(c) 120° 屈膝角度从前后位观察髌股关节 (From Nomura E, Fujikawa T, Takeda T, et al. Anatomical study of the medial patellofemoral ligament. Orthop Surg Suppl. 1992; 22:2-5)

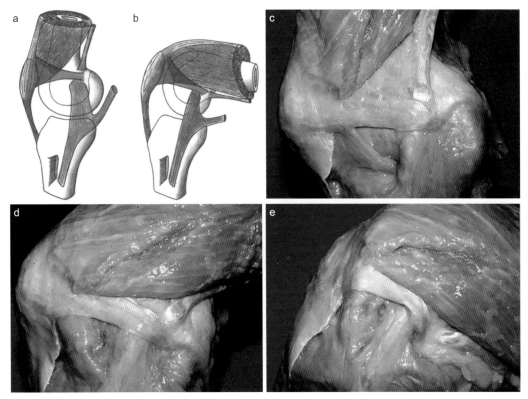

图 7.6　(a) 股内侧斜肌 (VMO) 和内侧髌股韧带 (MPFL) 的关系简图。(b) 股内侧斜肌在 MPFL 远端 1/3 处 (From Nomura E, Fujikawa T, Takeda T, et al. *Anatomical study of the medial patellofemoral ligament. Orthop Surg Suppl. 1992; 22:2–5*)。随着膝关节屈曲，MPFL 纤维牵拉角度随之明显改变。(c) 0°、(d) 60°、(e) 120° (From Nomura E, Horiuchi Y, Kihara M. *Medial patellofemoral ligament restraint in lateral patellar translation and reconstruction. Knee. 2000;7:121-127*)

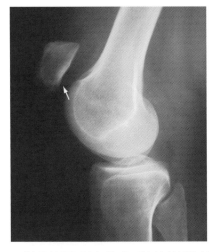

图 7.7　髌骨外侧脱位复位术后膝关节侧位片。注意：尽管膝关节处于中等屈曲角度，髌骨下极（如图箭头标记）仅仅刚刚进入滑车沟

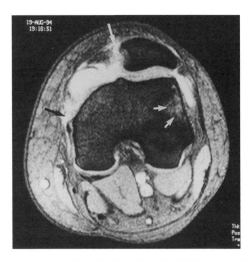

图 7.8　MRI 轴位像显示髌骨外侧脱位。注意 MPFL 在股骨内上髁（黑色箭头）和髌骨内缘处（长白色箭头）完全离断（表示完全断裂）。也可见外侧股骨髁骨髓水肿（短白色箭头）

（Najeeb Khan, Donald C. Fithian, Eiki Nomura 著　李　沼　苏家荣 译　孙铁铮 审校）

# 8 膝前痛和髌骨不稳定的评估

完整的病史采集和全面细致的体格检查是不可替代的。确诊膝前痛和髌骨不稳定的首要步骤是病史采集和体格检查，而非任何影像学检查。影像学检查只能作为确诊的第二步，无法替代前者。当影像学和临床表现不平行时，手术指征不可仅基于影像学检查结果。最后，关节镜检查应谨慎使用，不能仅仅根据膝关节镜检查髌股关节形合度就决定实施力线重建手术。

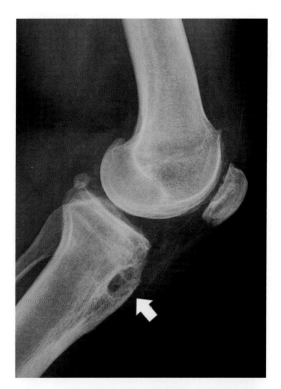

图8.1 手指是最重要的检查工具。疼痛的定位对做出诊断和规划治疗方案非常有帮助。一位接受过 Maquet 手术患者的膝关节侧位 X 线片，提示无痛性髌股关节炎。患者胫骨近端存在囊性病变（如箭头所指）引起剧烈局部疼痛。对病灶进行刮除植骨术治疗解决了他的膝前痛

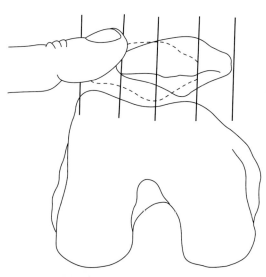

图8.2 髌骨侧方移动度检查。将髌股关节划分成4等分，向内和向外两个方向移动来评估髌骨侧方移动度

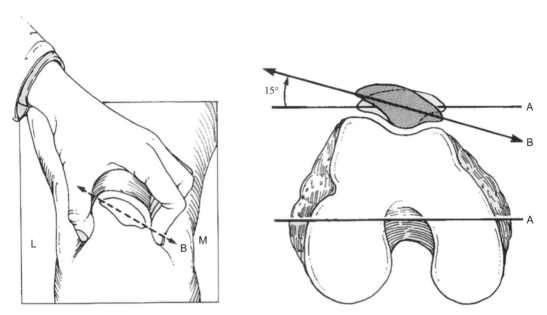

**图 8.3** 髌骨倾斜试验 (Reprinted from Scuderi GR, ed. The Patella. New York: Springer; 1995, p.79. With permission from Springer-Verlag)

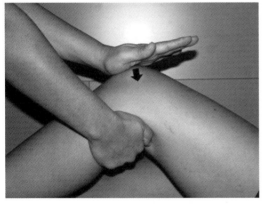

**图 8.4** 髌骨挤压试验。用手掌将患者髌骨挤向股骨滑车（箭头所示）

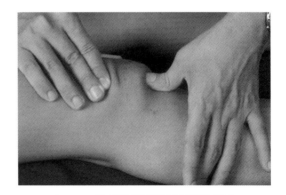

**图 8.5** 髌骨远端和髌腱近侧的触诊

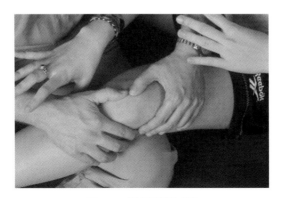

**图 8.6** 髌骨恐惧试验

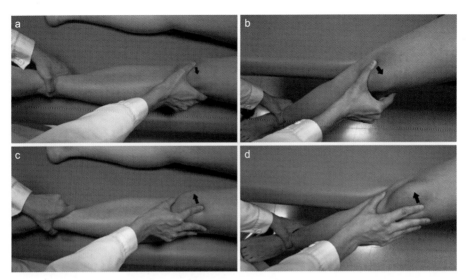

**图 8.7**　活动性髌骨恐惧试验。开始时，患者膝关节完全伸直，检查者用拇指将髌骨向外侧推移（箭头）(a)。使患者从屈膝 90° 逐渐到完全伸直，保持对髌骨向外侧推移力（箭头）(b)。第二步，将膝关节完全伸直 (c)，检查者用示指将髌骨向内侧推移（箭头），同时使患者从屈膝 90° 到完全伸直 (d)。在第一步检查中，患者表现恐惧并且股四头肌能对恐惧做出反应则为阳性。在第二步检查中，患者不会出现恐惧，可以自由地屈伸膝关节

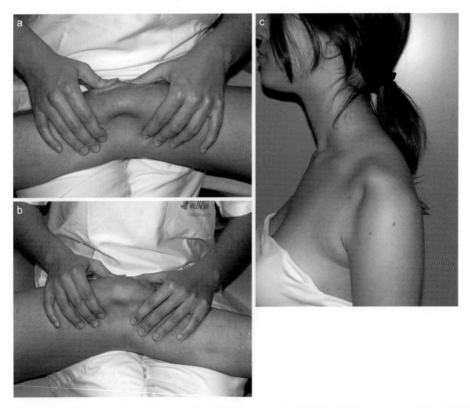

**图 8.8**　髌骨多向不稳定患者做髌骨侧方移动度试验。(a) 病理性髌骨外侧移位。(b) 对侧膝关节无症状。图 (a) 中，我们可以看到沟征，与肩关节多向不稳定患者 (c) 相似

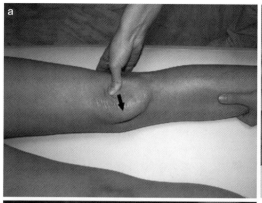

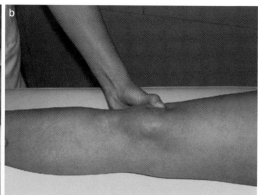

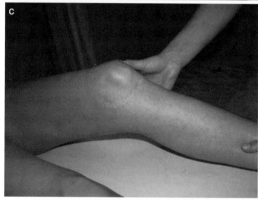

**图 8.9**　Fulkerson 复位试验。检查者在患者伸直位时将髌骨轻轻推向内侧（箭头）(a)。对侧膝关节无症状 (b)。然后，检查者将患者屈膝同时松开髌骨，可见到髌骨进入股骨滑车 (c)

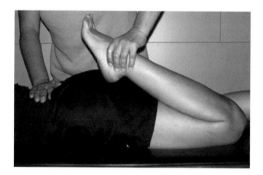

**图 8.10**　股四头肌柔韧性评估

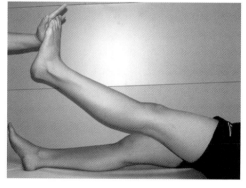

**图 8.12**　腓肠肌柔韧性评估

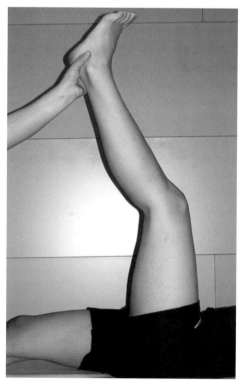

**图 8.11**　腘绳肌柔韧性评估

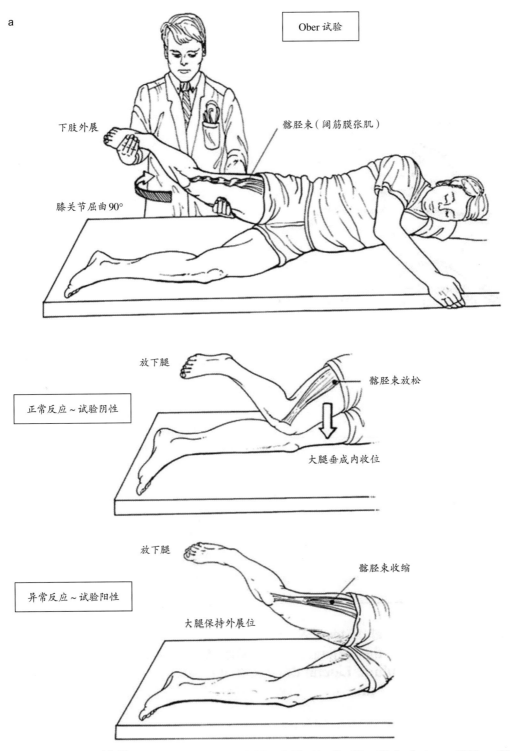

图 8.13 (a) Ober 试验 (Reprinted from Scuderi GR, ed. The Patella. New York: Springer; 1995, p. 80. With permission from Springer-Verlag)。(b, c) Ober 试验阳性

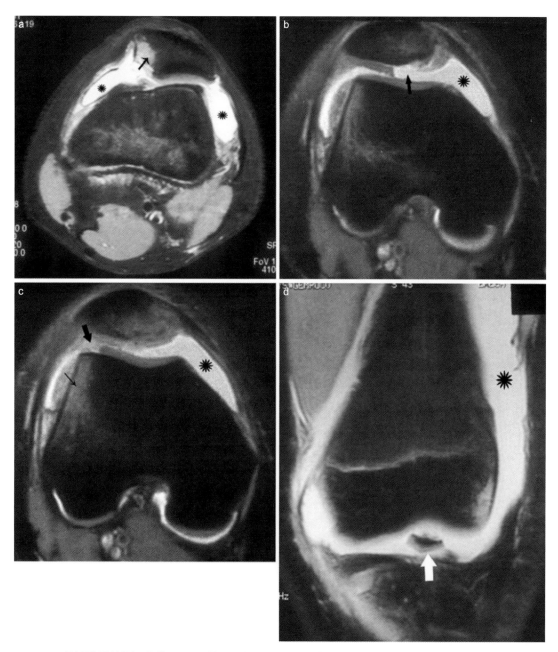

**图 8.23**  急性髌骨外侧脱位的 MRI：髌骨内侧（黑色细箭头所示）和股骨外侧髁前部挫伤，骨软骨缺损（黑色粗箭头所示），关节游离体（白色粗箭头所示），关节积液（星号所示）。(a) FSE PDE Fat Sat MR 轴位像。(b, c) FSE PDW Fat Sat MR 轴位像；(d) FSE PDW Fat Sat MR 冠状位像

（ Vicente Sanchis-Alfonso, Erik Montesinos-Berry, Agustin Serrano, Vicente Martínez-Sanjuan 著  李  沼  苏家荣 译  孙铁铮 审校）

# 9 心理因素对膝前痛患者疼痛和功能障碍的影响

膝前痛患者经历慢性疼痛和关节功能障碍。但是疼痛和功能障碍的关系并不完全成线性相关。有些患者疼痛剧烈但功能障碍表现较轻，而有些患者疼痛较轻但功能障碍较为严重。功能障碍主要受一些情绪和认知因素的影响，而这些因素与疼痛的感知有关。因此，临床治疗不仅仅要针对疼痛，而且要识别和矫正这些因素。

膝前痛是否有心理方面的病因呢？我们认为没有。一定存在某种组织结构的病变导致疼痛和功能障碍，只是尚未发现而已。心理因素改变疾病发展的过程，但它不是病因。虽然如此，心理因素还是极其重要，这也是医生有必要知晓这些因素的原因。

虽然情绪因素在膝前痛患者疼痛和功能障碍中的重要作用已经很清楚，但是负面情绪（焦虑和抑郁）是这些患者遭受痛苦的来源，应该在其他的治疗过程中采取单独措施进行个性化治疗。

对于大多数的膝前痛患者，传统的生物医学模式经历了数十年的研究，但未能提供有效的治疗方法。目前，生物 - 心理 - 社会模式提供了更好地了解关节疼痛的机会，而且有利于提高肌肉骨骼疾病的治疗水平。我们有理由相信生物 - 心理 - 社会模式将为膝前痛的传统治疗方法提供一种有效的治疗手段。因此我们有兴趣采取认知 - 行为治疗模式作为另一种治疗方法来帮助这些膝前痛患者。

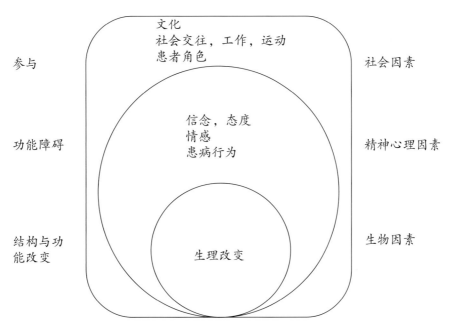

**图 9.1**　慢性疼痛和功能障碍的生物 - 心理 - 社会模式。国际健康和功能障碍分类，WHO (Modified from Waddell G. The back pain revolution. 2nd ed. London: Churchill-Livingston; 2004)

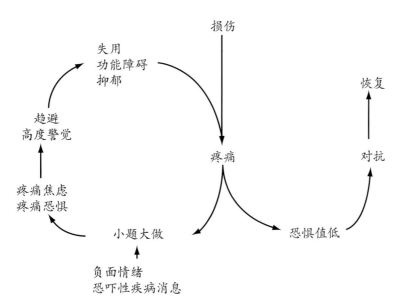

**图 9.2**　慢性疼痛的 Vlaeyen-Linton 恐惧逃避模式 (Vlaeyen JWS, Linton SJ. Fear avoidance and its consequences in chronic musculoskeletal pain: a state of the art. Pain. 2000; 85:317-332) 和 Asmudson 恐惧 - 焦虑 - 逃避模式 (Asmudson GJ, Norton PJ, Vlaeyen JWS. Fear avoidance models of chronic pain: an overview. In: Asmudson GJ, Vlaeyen JWS, Crombez G, editors. Understanding and treating fear of pain. Oxford: Oxford University Press; 2004:3-24)

（ Julio Doménech, Vicente Sanchis-Alfonso, Bego Espejo 著

李　沼　苏家荣 译　孙铁铮 校 ）

# 10 膝前痛的少见病因

膝前痛是一种常见的症状，但却有各种不同的病因。虽然在年轻人当中，髌股关节力线异常（PFM）是膝前痛的潜在病因，但并不是所有的髌股关节力线异常都是有症状的。认为膝前痛与髌股关节力线异常（PFM）存在某种必然的联系显得过于简单，无益于准确的诊断和治疗。PFM可能是疼痛的唯一原因，但也有可能和患者的疼痛没有关系，或者部分归因于这个因素。PFM可以在没有膝前痛的情况下存在，膝前痛也可以在没有PFM的情况下存在。膝前痛有很多病因，有些与PFM相关，但更多的是与PFM无关。同时，我们需要记住有些膝前痛的青少年患者缺乏组织病理的证据（例如，他们处于身心发育的状态），而有些患者可能患有"伪病综合征"。

在这一章，我们分析膝前痛的不常见病因，强调不是所有的髌股关节力线异常都会有症状。

因此，需要解决的问题是哪些因素是造成患者膝前痛的原因？和其他的疾病一样，在制订治疗计划之前要做出准确的诊断。一个错误的诊断可能会导致采取不合适或不必要的外科治疗，引起并发症和不必要的花费，而且错误的诊断导致的不合理治疗可能使得病情变得更加糟糕，最终的结果可能是灾难性的，在原来已经严重的病症情况下造成反射性交感神经萎缩症或医源性髌骨内侧脱位。

骨科医生处理膝前痛的目标是准确地判定疼痛的病因，这是制订合理治疗计划的唯一路径。

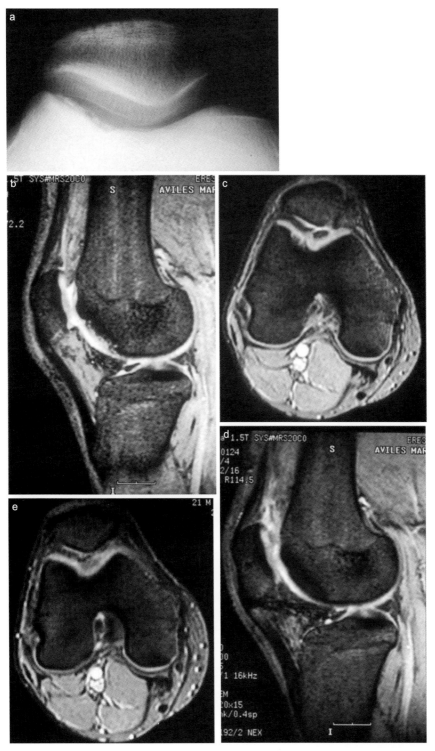

**图 10.1** (a~c) 髌股关节股骨滑车剥脱性骨软骨炎。(d, e) MRI 显示的是软骨病变经力线重建手术 1 年半后愈合情况

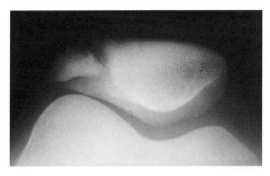

**图 10.2** 排球运动员的髌骨外侧高压症、二分髌骨

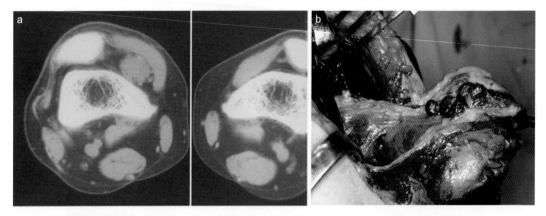

**图 10.3** 股内侧斜肌肌间血管瘤。(a) CT 图。(b) 大体观 (Reproduced from Sanchis-Alfonso V, Fernandez CI, Sanchez C, et al. Hemangioma intramuscular (Aportación de 6 casos y revisión de la literatura). Rev Esp de Cir Ost. 1990; 25:367-378. With permission)

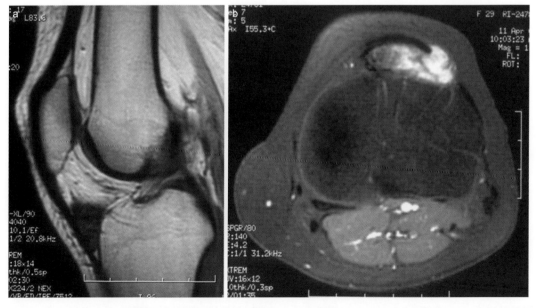

**图 10.4** Hoffa 脂肪垫中局限型色素绒毛结节性滑膜炎。(a) 矢状位 FSE T1W MRI 显示 Hoffa 脂肪垫的低信号病变。(b) 轴状位 GrE T1W+Gd-DTPA 显示 Hoffa 脂肪垫的不均匀增强病变

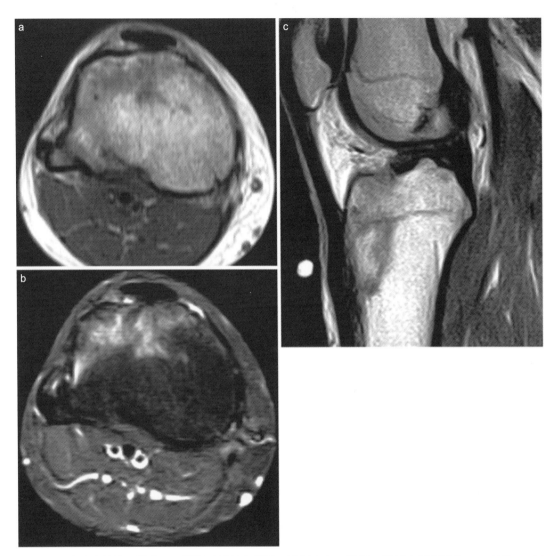

**图 10.5** 膝前痛的极罕见病因：胫骨近端前方骨膜下骨样肉瘤。常规 X 线检查是阴性的。(a) 轴位 T1 加权 MRI。(b) 轴位 T2 加权 MRI（抑脂像）；注意矢状位 T1 加权 MRI。(c) 显示一个明确边界的水肿区域，没有累及骨以外组织

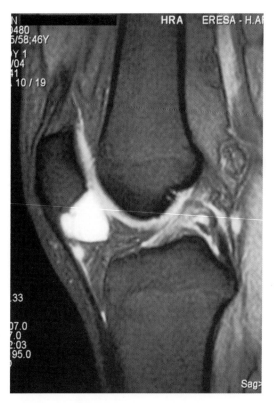

**图 10.6**　矢状位 FSE PDW Fat Sat MRI 显示关节内 Hoffa 脂肪垫囊肿

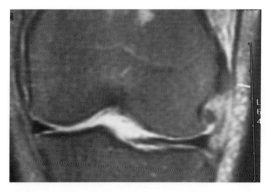

**图 10.7**　冠状位 FSE PDW Fat Sat MRI 显示女性冲浪者的髂胫束撞击综合征。注意股骨外侧髁的外生骨赘（箭头所示），与髂胫束撞击

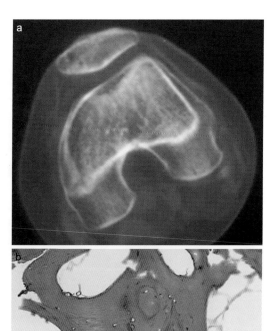

**图 10.8**　髌骨局限性骨坏死。(a) CT 图像。(b) 镜下观 (Reproduced from Sanchis-Alfonso V, Roselló-Sastre E, Martinez-SanJuan V, et al. Occult localized osteonecrosis of the patella. Case report. Am J Knee Surg. 1997; 10:166–170. Reprinted by permission from Thieme)

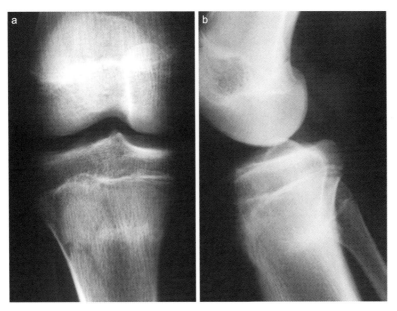

**图 10.9**　膝前痛患者，没有明显创伤史，胫骨近端存在应力性骨折。(a) 前后观。(b) 侧面观

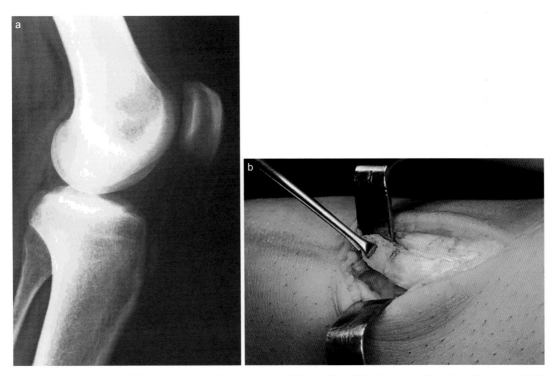

**图 10.10**　患者表现为胫骨结节前方肿胀和疼痛。(a) 侧位 X 线片显示胫骨结节前方有小骨片。(b) 经髌腱入路切除小骨片

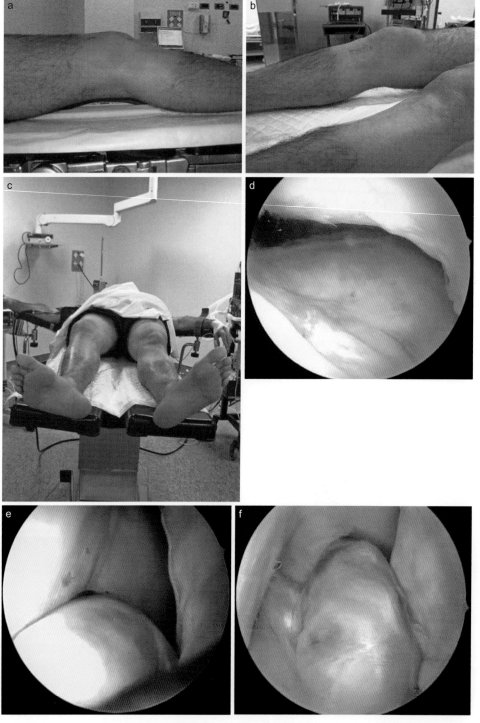

**图 10.11**　患者行自体腘绳肌肌腱 ACL 重建术 11 个月后膝前痛 (a, b)。可以看到膝关节没有达到正常的伸直。很容易区分存在屈膝的一侧，因为往往腿和足处于外旋状态 (c)。股骨滑车软骨损伤 (d)。Cyclops 综合征 (e, f)

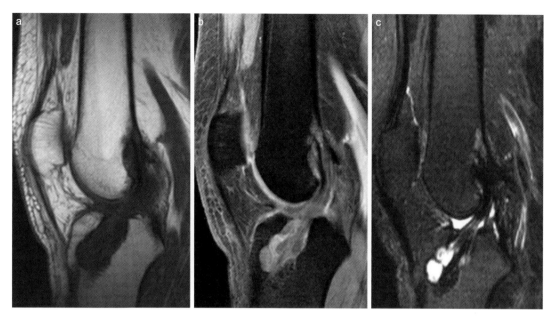

图 10.12　男性，38 岁，在日常活动中有持续慢性左膝前痛，保守治疗无效。既往关节镜下 ACL 重建术后 5 年，使用可吸收聚乳酸 (PLA) 挤压螺钉固定自体腘绳肌腱。MRI 显示胫骨骨道中囊性病变。(a) 矢状位 FSE T1 加权像，胫骨骨道中可见低信号病变。(b) 矢状位 Fat Sat FSE T1 加权像并且顺磁性加强，胫骨骨道囊性病变周壁的纤维化和炎症病灶有不规则的增强。囊性病变中央区域没有增强。(c) 矢状位 Fat Sat FSE T2 加权像，囊性病变显示高信号。肌腱植入物没有异常

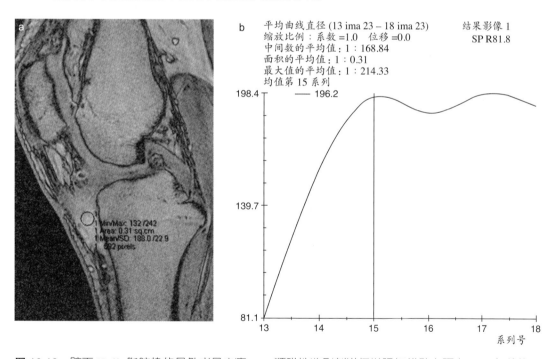

图 10.13　髌下 Hoffa 脂肪垫的骨外成骨肉瘤。(a) 顺磁性造影剂进行增强扫描动态研究。3D 矢状位 T1 加权回波序列，6 次获取，每次持续 20 秒。胫骨前面附近的软组织肿瘤摄取造影剂。红色圆圈标记感兴趣区域 (ROI)，曲线分析增强剂摄取率。(b) 顺磁性增强剂吸收曲线时相图。纵轴代表吸收强度，横轴代表一系列相等的时间单位（每一系列 20 秒）。曲线代表肿瘤的生物侵袭行为：起始阶段的前几分钟（13、14 和 15）有一个生长高峰，在中间和最后系列（16、17 和 18）达到稳定的吸收值（平衡）

**图 10.14** 右膝腘窝区域非特异慢性滑膜炎。(a) 膝关节屈曲 0° 轴位 CT 扫描。(b, c) 矢状位 GrE T2* MRI

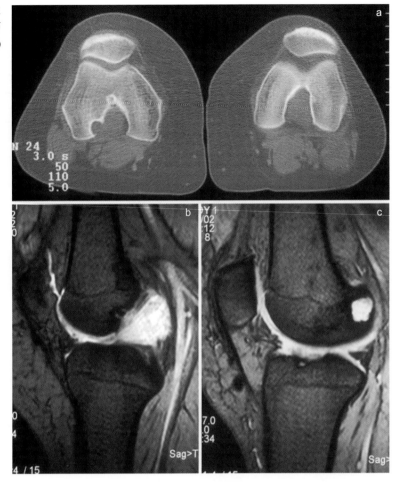

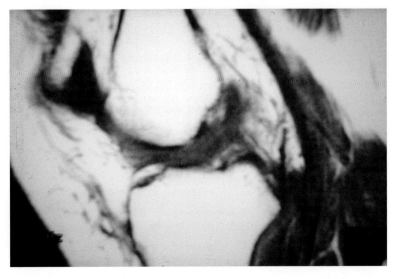

**图 10.15** 矢 状 位 SE T1W MRI。ACL 假阳性撕裂

**图 10.16** 无症状双侧髌股关节力线异常 (PFM)。膝关节屈曲 0° 轴位 CT 扫描，股四头肌松弛。患者的实际情况是 ACL 慢性损伤合并内侧半月板桶柄状撕裂。查体双膝关节伸膝结构正常，2 年后进行 CT 扫描，查体伸膝结构仍然是正常的。不能低估物理查体的重要性

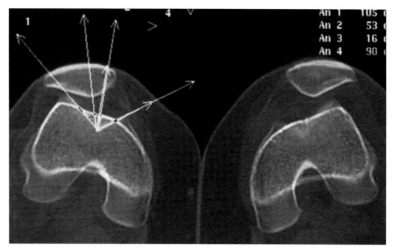

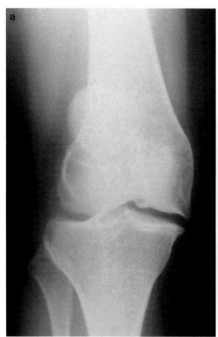

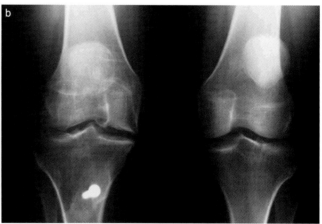

**图 10.17** (a) 由于混淆了髌股关节病和半月板损伤，患者误诊为内侧半月板撕裂，行半月板切除术后导致膝关节骨关节炎。(b) 行伸膝结构重建术缓解了症状

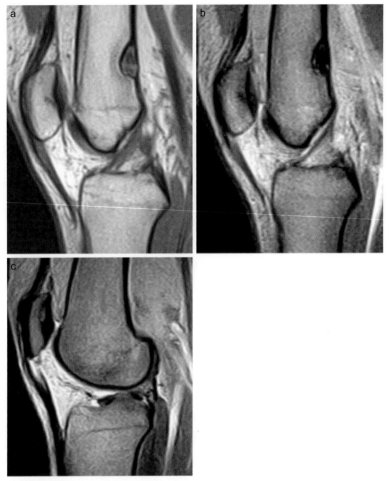

图 10.18 (a，b) 魔角现象。矢状位观，(a) T1 和 (b) T2 (GE) 加权图像，观察到髌腱的信号变化提示结构改变。如果仔细观察图像，可以注意到这种信号的改变是沿着髌腱轴方向，除此之外，其侧面没有改变。这个改变就是 "魔角现象" 产生的伪影。这一术语是指某结构在与磁场方向不一致时（二者夹角为50°）所表现出的信号变化。这个现象在梯度回波序列技术 (GE) 中更常见。因此这是假阳性的一个例子。(c) 膝关节肌腱病的典型 MRI，矢状面 T2 加权 FSE 图像

图 10.19 患者因交通事故伤经历几个月的膝前痛。普通 X 线片没有发现任何异常，但 MRI 可以发现异常。(a) 矢状位 SE T1W MRI。(b) 轴位 FSE PDW Fat Sat MRI。(c) 矢状位 FSE T2W MRI

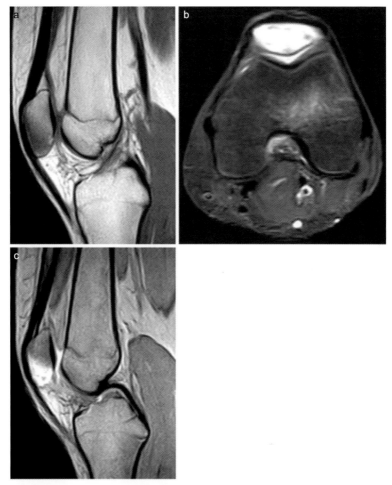

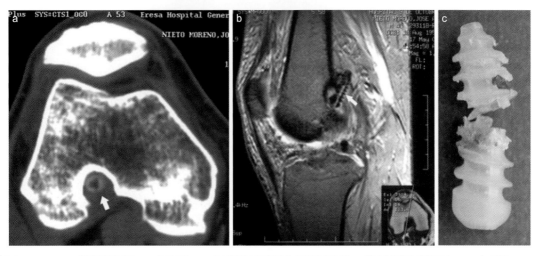

图 10-20 (a) 膝关节屈曲 0° 轴状位 CT 扫描显示髌骨的外侧半脱位。股骨螺钉（箭号）。(b) 矢状位 GrE T2* MRI 显示严重的股骨骨道 – 螺钉分离。而且可见螺钉断裂（箭号）。(c) 断裂的股骨螺钉 (Reprinted from Sanchis-Alfonso V, Tintó-Pedrerol M. Femoral interferente screw divergente after anterior cruciate ligament reconstruction provoking severe anterior knee pain. Arthroscopy. 2004; 20:528-31. With permission from Elsevier)

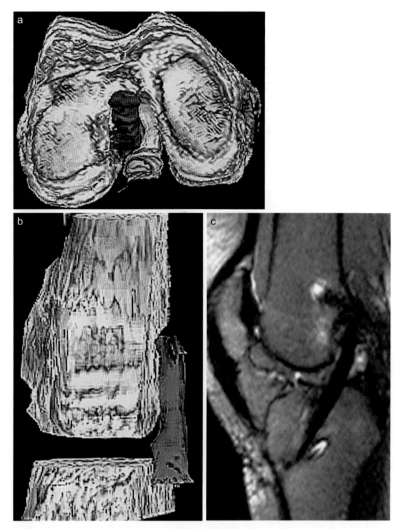

**图 10.21**    ACL 重建术后膝前痛，髌股关节对线良好。膝关节伸直位 3D MRI 重建显示 PCL 向内侧移位，冠状位显示 ACL 移植物处于垂直位 (a, b)。用 Barco Voxar 3D 软件和表面积算法的 3D 透视图来获取横断面 T2 加权 3D 回波序列。根据信号强度将骨结构分段（胫骨、股骨和髌骨）。在每个横断面上用手动法描绘出 ACL 移植物。骨的结构用黄色表示，ACL 移植物用蓝色表示。可见 ACL 移植物处于垂直位。(c) 能看到 ACL 在矢状位 FSE T2 2D 序列中的明显的低信号结构

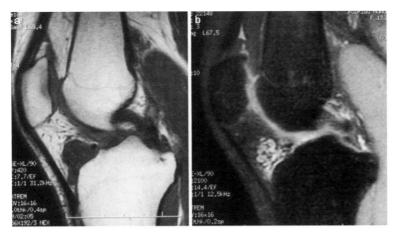

图 10.22 (a) MRI 矢状位 FSE T1W 显示在髌下 Hoffa 脂肪垫中存在圆形病灶，与肌肉信号强度相同，横韧带发生移位，但没有累及骨或髌腱。(b) 斜矢状位 FSE PDW 脂肪抑制序列显示与图 a 中相同的病灶。病灶为高信号，多囊性外观，在里面或外围有含铁血黄色和（或）铁蛋白沉积。同样，病变没有累及骨和肌腱

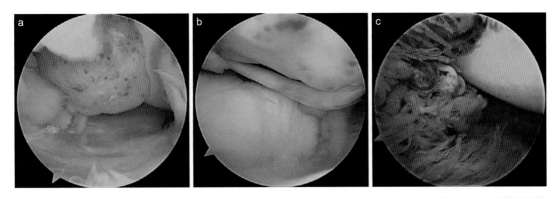

图 10.23 关节镜下在膝关节前内侧看到的瘤样病变，包膜完整 (a)。有长蒂与滑膜相连 (b)。受累滑膜呈肥厚的绒毛样结构和褐色色素沉着 (c)

（ Vicente Sanchis-Alfonso, Erik Montesinos-Berry, Francisco Aparisi-Rodriguez, Vicente Belloch-Ugarte 著 李 沼 苏家荣 译 孙铁铮 审校 ）

# 11 膝前痛的危险因素和预防

膝前痛的发病原因是多因素的。因此在实施任何预防性措施之前，必须了解膝前痛发生的内部和外部的危险因素。髌股关节的过度负荷（外部危险因素）和膝前痛的关系已经是众所周知。但是，因为前瞻性的研究较少，膝前痛发生的内部危险因素及其重要性目前仍然是未知的。

然而，确定膝前痛的不同内部危险因素是疾病预防的第一步。从仅有的几项前瞻性研究和随访研究发现，股四头肌状态是膝前痛发生的一个重要因素。因此，股四头肌训练是预防膝前痛发生的基础。关于股四头肌的数据显示，柔韧性和肌力比较重要。因此，腘绳肌和股四头肌伸直练习是膝前痛预防和保守治疗的重要措施。

股四头肌肌力功能性缺乏是膝前痛发生的重要因素。因此，作为保护措施应加强功能性力量训练（闭链练习）。

少数几篇前瞻性研究显示，临床上的下肢力线参数，如下肢不等长、身高、体重、Q角、膝内翻/外翻或反张畸形对膝前痛的形成并没那么重要，这与我们通常认为的情况不同。

虽然有些研究已经显示支具在治疗膝前痛中发挥积极作用，但还没有前瞻性的研究表明使用支具可以作为防止膝前痛的预防性措施。因此，现在没有大量证据显示使用足垫可以预防膝前痛的发生。

另一方面，2项前瞻性的研究显示，在参与艰苦训练的人群中使用髌股支具能够帮助预防膝前痛。具体机制目前尚不清楚。但有一项研究表明，髌股支具能够使股四头肌更容易发力。

但是，我们要清楚，本章节的结论只是根据少数几项前瞻性研究数据得出的结果，而且这些结果仍待被验证。因此，科学地预防膝前痛的发生仍然需要大量的研究。

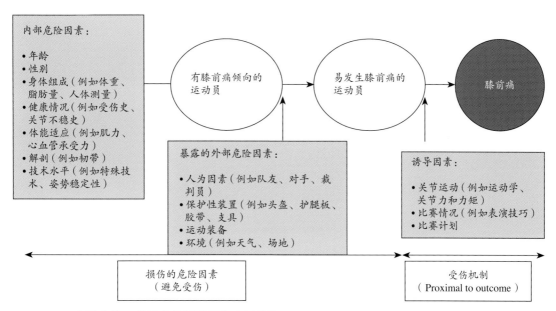

**图 11.1** 一个动态的、多因素的运动损伤病因模型 (Adapted from Meeuwisse WH. Assessing causation in sport injury: a multifactorial model. Clin J Sport Med. 1994; 4:166-170)

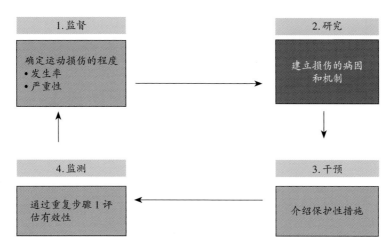

**图 11.2** 预防运动损伤的程序 (Adapted from Van Mechelen W, Hlobil H, Kemper HC, et al. Incidence, aetiology and prevention of sports injuries: a review of concepts. Sports Med. 1992; 14:82-89. With permission from Adis International, Wolters Kluwer Health)

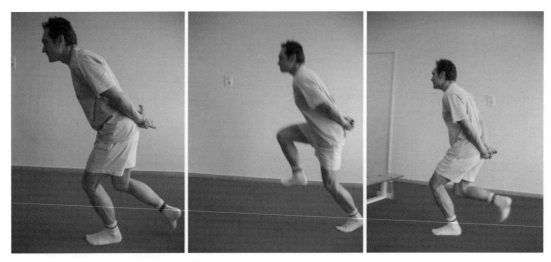

**图 11.3** 单腿跳测试，手臂在整个测试期间放在后面

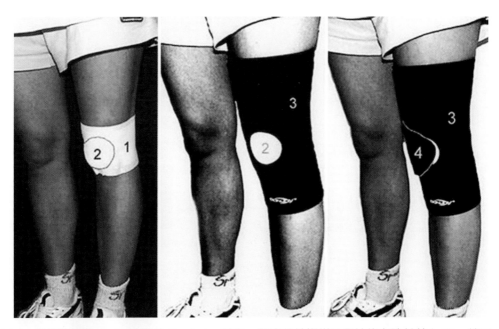

**图 11.4** 三步骤使用 On-track 护具 (Donjoy)。首先，把自粘性绷带环形缠绕在膝关节上 (1)，然后，在髌骨周围进行环形加强 (2)，最后，戴上袖状氯丁橡胶护膝 (3)，护膝表面开口显露环形强化圈；舌状圆贴 (4) 粘在环形强化区 (Reproduced from Van Tiggelen D, Witvrouw E, Roget Ph, et al. Effect of bracing on the prevention of anterior knee pain: a prospective randomized study. Knee Surg Sports Traumatol Arthrosc. 2004; 12:434–439. With kind permission of Springer Science + Business Media)

（Erik Witvrouw, Damien Van Tiggelen, Tine Willems 著

李 沼 苏家荣 译 孙铁铮 审校）

# 运动员膝前痛的非手术治疗：理论、经典方法和新想法

12

## 膝前痛患者的阶梯治疗方案

**第一阶段**

**目标：**

　　减轻疼痛和肿胀，改善股内侧斜肌 / 股外侧肌的平衡和髌骨轨迹，改善柔韧性，恢复正常的步态和减少髌股关节的负荷。

**治疗：**

- 冷敷。在物理治疗和日常活动之后使用，因症状加重使用冷敷可以减轻疼痛和肿胀。

- 经皮电刺激股内侧斜肌（VMO）来恢复股内侧肌的功能，改善股内侧斜肌 / 股外侧肌平衡（图 12.1）。可以通过专门的方案来进行（表 12.3）。

- 柔韧性训练。牵拉紧张的肌肉，主要是紧张的阔筋膜张肌和髂胫束（图 12.2）、股四头肌，尤其是股直肌（图 12.3）、腘绳肌（图 12.4）和腓肠肌。对外侧支持带过紧除了牵拉锻炼以外，可以通过髌骨向内侧方滑动、按摩等手法治疗。

- 如果步态改变，患者应该在镜子前进行步态训练。

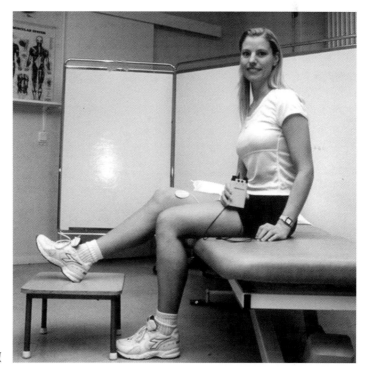

图 12.1　股内侧斜肌的经皮电刺激

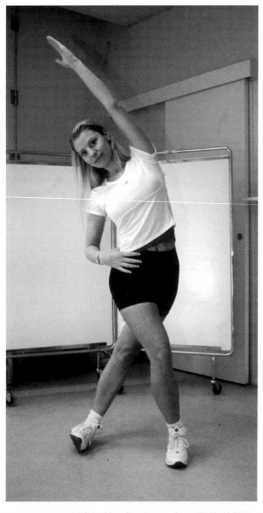

**图12.2** 拉伸膝关节外侧肌群，包括紧张的阔筋膜张肌和髂胫束

- 指导患者改变不良姿势和习惯，如膝关节反张式站立。
- 如果存在髌骨活动度过大，在锻炼时建议使用髌骨固定带或者使用髌骨稳定支具。然而，髌骨支具只能短时间使用，到练习和功能活动没有疼痛时即可停止使用。
- 如果距下关节内翻程度增加，使用足部支具或弓形贴扎等，足部支具只适合短时间使用；或者只在用来改善髌骨轨迹和下肢力线情况下使用。
- 检查患者的鞋子，尤其是运动鞋，建议使用减震鞋。
- 改变日常活动水平，减少髌股关节负荷。

**第二阶段**
**目标：**
　　改善下肢的平衡，增加股四头肌的力量，恢复良好的膝关节功能。
**治疗：**
- 进行膝关节平衡性和协调性训练，逐渐增加难度和髌股关节负荷。为了训练膝关节稳定肌群，建议活动时保持站立的姿势，并保持膝关节轻度屈曲。在平衡板上的平衡训练可以从单腿站立开始，

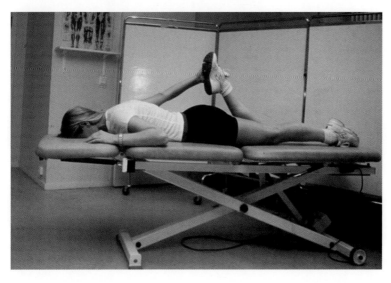

**图12.3** 拉伸股直肌

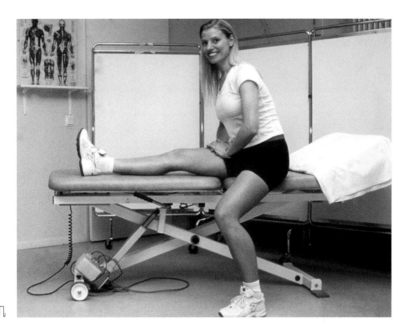

图 12.4  拉伸腘绳肌

对股内侧肌进行电刺激，促进股内侧斜肌（VMO）/股外侧肌（VL）之间的平衡（图 12.5）。当达到良好的肌肉控制时，患者可以不用电刺激，继续单腿站立（图 12.6）或者两条腿分别站在两块平衡板上（图 12.7）。

- 高座位式固定自行车蹬车训练的目的是减少膝关节过度屈曲对髌股关节的压力（图 12.8）。这种练习可以改善全身状态和大腿肌肉力量。

- 功能性膝关节练习。以浅蹲开始，接着来一个深蹲。开始时可以通过电刺激股内侧斜肌，改善股内侧斜肌/股外侧肌的平衡（图 12.9）。下台阶练习也可以从对股内侧斜肌的电刺激开始（图 12.10），逐渐变成没有电刺激（图 12.11）。

- 当股内侧斜肌/股外侧肌达到良好的平衡时开始进行股四头肌的力量训练，膝关节伸直末期（屈曲角度 30° ~ 0°时）进行闭链练习，膝关节屈曲角度在 90° ~ 40° 时进行开链练习。在向心运动时，等速训练应该以 120° /s 或更高的速度进行，在离心运动时，应该以 90° /s 或更低的速度进行（图 12.12）。

**第三阶段**
**目标**：恢复到先前的身体运动水平。
**治疗**：在原来基础上增加：

- 股四头肌力量改善以后，逐渐开始增加膝关节的负重活动。推荐此阶段可以步行、慢跑和不同方式的跳跃运动。然而，只有在没有膝关节痛和肿胀的情况下才允许进行更高级别的负重活动训练。

- 当患者没有疼痛，在膝关节功能训练中具有良好的肌肉功能和正确的活动方式时可以开始特殊运动训练，逐渐增加强度。

- 建议给每位患者制订个体化的运动和训练指南，例如：重复的数量、持续的时间、强度和频率。

- 为了预防膝关节损伤的再次发生，应该进行患者教育。

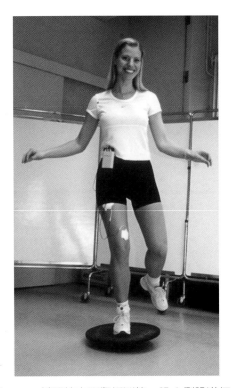

图 12.5　单腿站立平衡板训练，股内侧肌进行电刺激

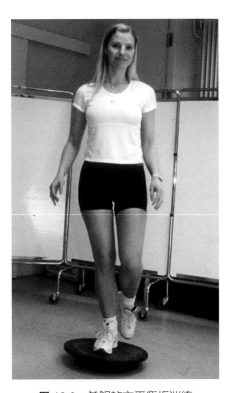

图 12.6　单腿站立平衡板训练

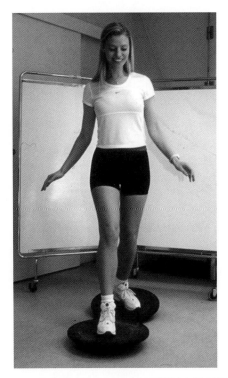

图 12.7　双腿分别站立在两个平衡板上进行平衡训练

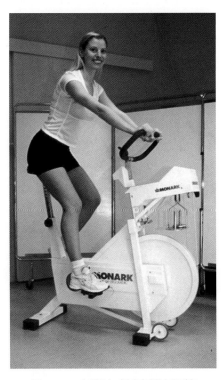

图 12.8　高座位式固定蹬车训练

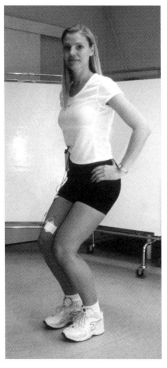

**图 12.9** 下蹲时对股内侧斜肌进行电刺激

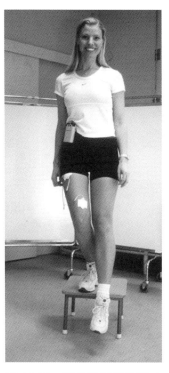

**图 12.10** 下台阶时进行股内侧肌电刺激

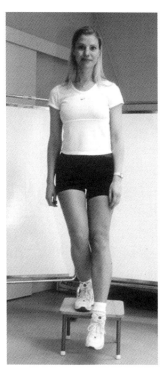

**图 12.11** 下台阶训练

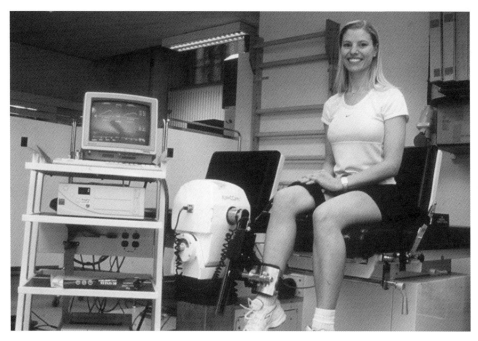

**图 12.12** 股四头肌等速训练

（Suzanne Werner 著 李 沼 苏家荣 译 孙铁铮 审校）

# 13 膝前痛的保守治疗：McConnell 方案

　　如果医生能确定髌股关节痛的根本病因，并在治疗中加以解决，髌股关节痛将不再是一个难题。显著减轻患者的症状是十分必要的。使用髌骨贴扎不仅能够减轻疼痛，而且能够促进骨内侧斜肌（VMO）的早期活动和增加股四头肌的力矩。无论是使用支具、功能锻炼或是贴扎，保守治疗都需要包括特定的股内侧斜肌训练、臀肌控制、拉伸紧张的髋关节和髌骨外侧支持结构和针对足部的处理。

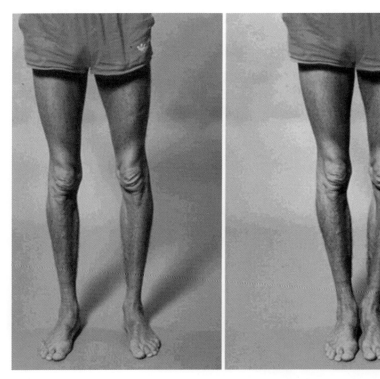

图 13.1　常见的力学异常——股骨内旋

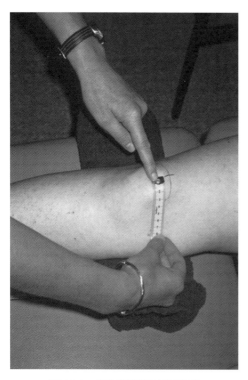

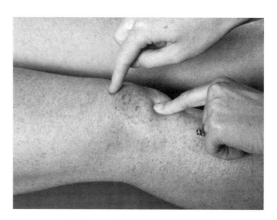

图 13.3 测量髌骨下极后倾

图 13.2 测量髌骨侧方活动度

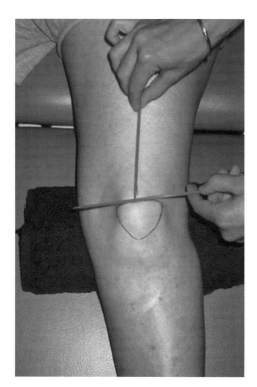

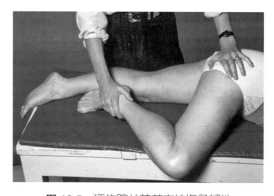

图 13.5 评估髋关节前方结构柔韧性

图 13.4 测量髌骨旋转

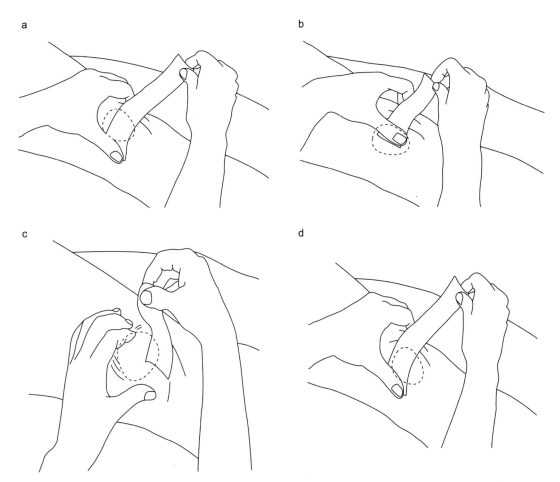

图 13.6    使用贴扎。(a) 向内滑动固定。(b) 向内侧倾斜固定。(c) 内旋固定。(d) 前倾固定

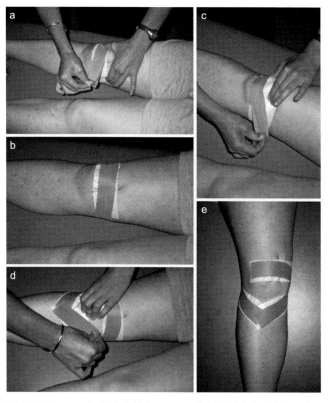

**图 13.7**　(a) 贴扎矫正外侧偏移。(b) 在皮肤上缠绕。(c) 内旋位贴扎纠正髌骨外旋。(d，e) 通过贴扎减轻脂肪垫负荷，将软组织向髌骨方向提起

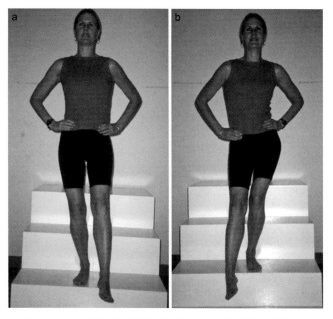

**图 13.8**　(a) 下台阶时正常的力线。(b) 下台阶时异常力线

（ Jenny McConnell, Kim Bennell 著　刘松阳 译　孙铁铮 审校）

# 14 力线异常和膝前痛：基本原理、诊断和治疗

任何偏离最佳力线的改变都可能导致髌股关节负荷增加，引发韧带损伤、髌骨半脱位、软骨软化或关节炎，也可能致使韧带和软骨损伤同时发生（图 14.1）。膝前痛可能是这些异常应力的结果。

骨骼的几何学或结构缺陷造成力学不良，会导致异常的压力分散在力线异常的韧带和关节上。韧带超负荷和损伤（或功能不良）可能由单次创伤诱发，也可能由反复的微小创伤或慢性的超负荷引发。下肢力线异常会引起髌骨软骨软化，随之造成髌股关节杠杆效应的增加，超出关节软骨的承重能力而引发骨关节炎。接触面积的下降，例如小型髌骨、高位髌骨或髌骨脱位，可能增加超出关节软骨单位面积的承重能力，导致软骨

受损（形成骨关节炎）。

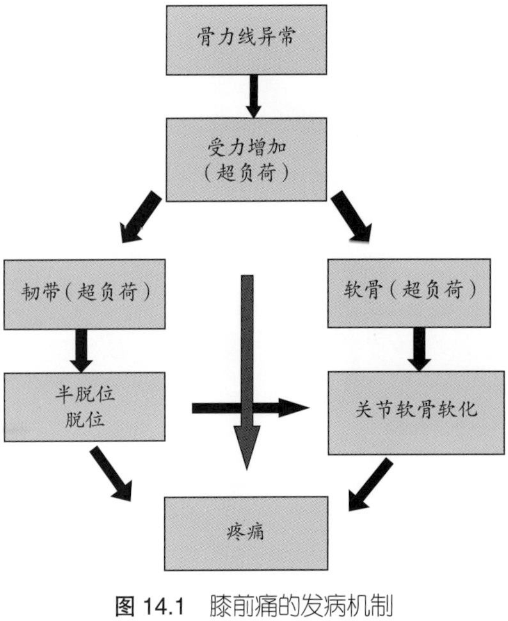

与力线异常有关的膝前痛可能由作用在关节囊、韧带、滑膜或软骨下骨的异常张力或压力所致。

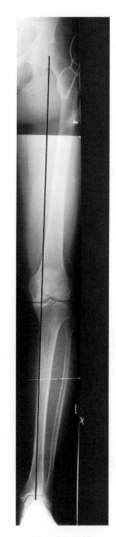

图 14.2 站立位下肢全长 X 线片，显示下肢力线内翻

图 14.1 膝前痛的发病机制

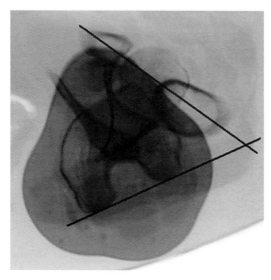

图 14.3 叠加股骨近端和远端影像后可测量股骨扭转

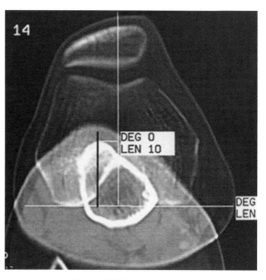

图 14.5 CT 检查测量 TT-TG 距离。在胫骨结节水平可见胫骨结节 (Tibial Tubercle)- 滑车沟 (Trochlear Groove) 以及叠加的远端股骨和胫骨。还要注意滑车的形状、髌骨上移、髌骨倾斜、髌骨和滑车的软骨下骨硬化

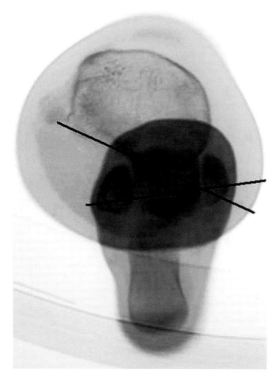

图 14.4 叠加胫骨近端和远端，可测量胫骨扭转

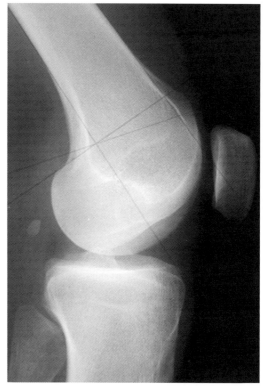

图 14.6 膝关节侧位片显示股骨滑车发育不良。股骨滑车线通过股骨髁的边界（交叉征），可见滑车突起

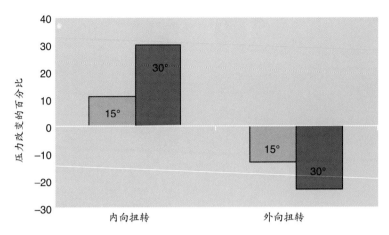

**图 14.7**　股骨旋转截骨术后髌骨外侧面的压力改变

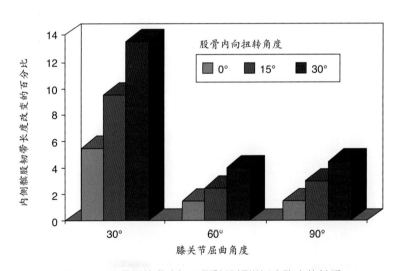

**图 14.8**　股骨扭转角度与内侧髌股韧带长度改变的关系

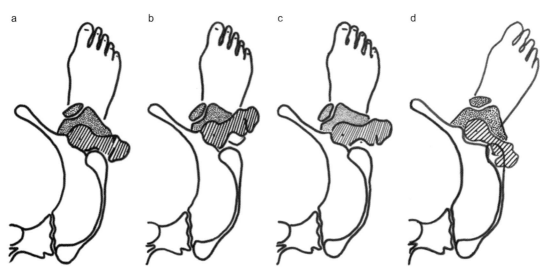

图 14.9 (a) 图示股骨过度前倾 20°，当足朝前时，膝关节向内。(b) 图示胫骨向外过度扭转 20°，当足朝前，膝关节向内，但是髋关节同样过度内旋。(c) 胫骨外向过度扭转 (20°) 合并股骨过度前倾 (20°)，足向前。膝关节向内的定向是股骨前倾增加和胫骨向外过度扭转的综合作用。髋关节在这个位置成为外展杠杆。(d) 胫骨过度向外扭转 20° 合并股骨过度前倾。膝关节向前，足向外，髋关节处于外展肌无力的位置

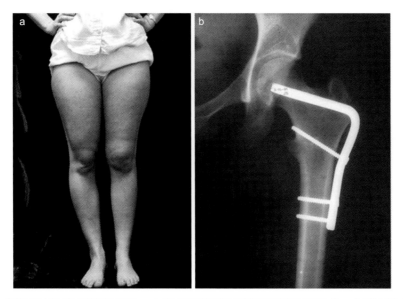

图 14.10 (a) 图示股骨过度前倾的患者。左侧已行近端股骨粗隆间旋转截骨术，右侧下肢未行手术。观察左右肢体力线的差异。右侧髌骨向内，腓肠肌更为突出，类似于内翻畸形的形状，足部更为旋后。(b) 左侧下肢近端股骨粗隆间旋转截骨术后 X 线表现

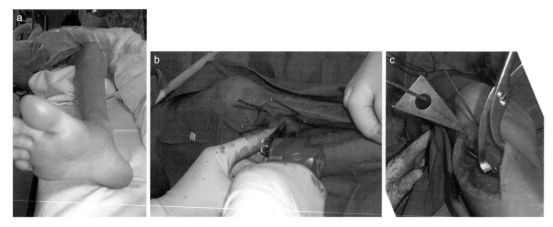

**图 14.11**    (a) 胫骨过度外旋 (55°) 而 TT-TG 正常的患者，髌骨朝向前方，而足尖朝向外侧。(b) 在胫骨结节下行胫骨近端内旋截骨术。(c) 克氏针显示矫正 30°。使用接骨板进行固定

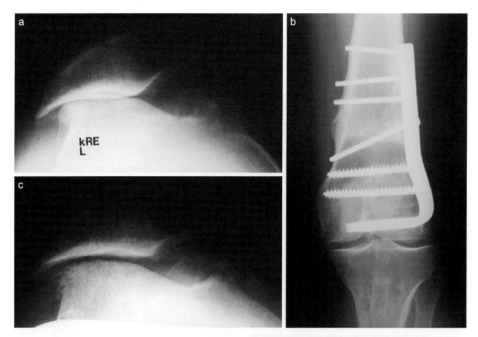

**图 14.12**    (a) 女性，28 岁，有膝关节疼痛和不稳病史。术前髌股关节轴位像显示髌股关节外侧磨损。该患者有外翻畸形，股骨前倾角增加（43°）。(b) 股骨远端内翻和外旋截骨术后膝关节后前位 X 线片。(c) 术后 5 年，髌骨轴位像显示外侧髌股关节间隙增宽

（ Robert A. Teitge、Roger Torga-Spak 著    刘松阳 译    孙铁铮 审校）

# 髌腱病的生物化学成因 15

新的研究证据表明：来源于髌腱内部及周围神经或来源于肌腱本身的生物化学介质，可能对髌腱组织中的神经、血管和腱细胞发挥重要的影响。进一步研究表明，这些生化介质只在髌腱病时出现或者增加，甚至先于或引发髌腱病，而在正常髌腱组织中含量极少或很少。髌腱病中神经源性或非神经源性生物化学介质的衍生作用包括对腱组织（肌腱变形）、血管调节和（或）痛觉信号的影响。阐明以上病理机制对未来髌腱病的治疗可能会产生很大的影响。如果髌腱病中的生物化学病因/病理学模型证明是正确的，那么临床治疗的重点将针对生物化学环境的调整而非仅关注胶原的修复。离心训练方案和手术可能仍有其作用，但是如果能证明肌腱内部或周围的刺激性的生物化学复合物是肌腱病的成因，那么研究者将努力研发针对于减少这类介质的药物。实际上，这将意味着新的治疗方法将直接针对肌腱病的病因，而不仅仅是症状或结果。

首先要进行试验研究阐明肌腱组织中化学生物介质的真正作用。哪些介质引起或加强疼痛或者组织的退变？哪些物质促进了组织修复？采用动物和细胞培养模型有利于掌握肌腱病变发生的动态过程。

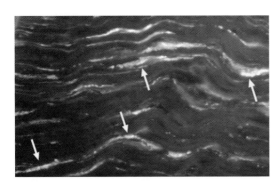

**图 15.1**　肌腱内产生乙酰胆碱 (ACh) 的证据。髌腱病患者髌腱组织的肌腱细胞中存在与乙酰胆碱 (ACh) 生成有关的酶。细胞内发现有 ACh 合成酶——乙酰胆碱转移酶 (ChAT) 及其 mRNA。此外，如图所示，囊泡状乙酰胆碱转移体 (VAChT)——一种把 ACh 从细胞内合成位置拖曳进入囊泡的酶——也在腱细胞中检测出。免疫组织化学染色（免疫荧光法，TRITC）显示腱细胞内特异的免疫反应（箭号指示）

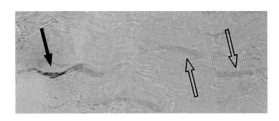

**图 15.2**　肌腱内儿茶酚胺生成的证据。髌腱病患者的髌腱组织内部，原位杂交法显示腱细胞内酪氨酸羟化酶 (TH)mRNA 表达阳性（实心箭号）。其他腱细胞（空心箭号）为阴性。TH 是儿茶酚胺合成的限速酶

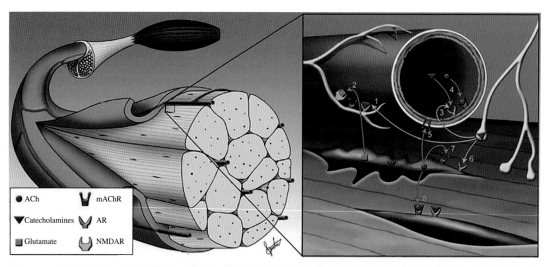

**图15.3**　髌腱病的生物化学模型。髌腱组织的原理图显示生物化学介质可能起到的作用。右图描绘了微观环境。左图可见传入感觉神经纤维与一条血管紧密结合，表达毒蕈碱型乙酰胆碱受体 (mAChR)、天冬氨酸受体 (NMDAR) 和肾上腺素能受体 (AR)。据此感觉神经易受神经递质乙酰胆碱 (ACh) 和谷氨酸盐以及儿茶酚胺的刺激。因此所有这些物质可能理论上都会影响来自肌腱的痛感。肾上腺素能受体可能受到来自临近交感传出神经产生的儿茶酚胺的影响 (1) "交感神经维持性疼痛"。然而，感觉神经上的 mAChR、NMDAR 和肾上腺素能受体也分别受腱细胞自身生成的乙酰胆碱 (ACh)、谷氨酸盐 (Glutamate) 和儿茶酚胺 (Catecholamines) 的刺激 (2)，因为在肌腱病发生时，腱细胞受到不明介质的作用促使这些生物合成酶的产生。这种现象常常发生在肌腱炎发生形态破坏的腱细胞 (图中上面的腱细胞)。这种腱细胞缺少正常腱细胞细长梭形的外形 (图中下面的腱细胞)。而且传出交感神经有可能通过刺激血管壁上的肾上腺素能受体来影响血管调节 (3)。这种受体在血管壁内位于 mAChRs 旁边，更易分别受到循环中儿茶酚胺和 ACh 的刺激 (4)。影响血管调节的儿茶酚胺和 ACh 的第三种可能的来源是肌腱组织的腱细胞 (5)。腱细胞除了产生提及的不明信号物质，还能够表达肾上腺素能受体和 mAChRs，使它们能够产生儿茶酚胺和类胆碱的效能 (增生，胶原生成的变化和 / 或退变 / 细胞死亡)。这些在腱细胞上的受体，例如肾上腺素受体，可能会受到由临近传出神经产生的信号物质 (儿茶酚胺) 的影响 (6)，或者受到由腱细胞本身所产生的信号物质 (ACh 和儿茶酚胺) 的影响。在后一种情况下，可能通过自分泌 (7) 及旁分泌 (8) 环路发挥作用。总之，髌腱组织中的感觉神经受体、血管和腱细胞可能会受到来自传出神经 (绿色箭号)、血液循环 (红色箭号) 和 (或) 肌腱组织本身 (紫色箭号) 的物质的影响

（Patrik Danielson, Alexander Scott 著　刘松阳 译　孙铁铮 审校）

# 前交叉韧带重建后膝前痛 ⑯
## 的预防

前交叉韧带（anterior cruciate ligament,
ACL）重建后的膝前痛是困扰很多患者的
问题。将有膝前痛的患者和无膝前痛的患
者进行比较之后，我们认为，失去超伸能
力是 ACL 重建术后膝前痛的最常见的原
因。这要通过术前、术中和术后正确的处
理方法来进行预防。预防 ACL 重建后膝前

痛的发生应该是首要问题。如果 ACL 重建
后膝前痛确实发生，通常可以通过非手术
方式来缓解症状，但是有时也必须要进行
手术干预。虽然造成 ACL 重建后膝前痛的
原因较少，但是通过适当的评估可以很容
易地鉴别和治疗。

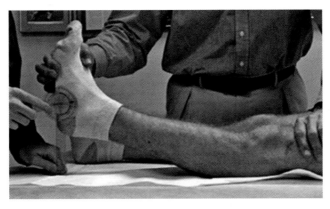

**图 16.1** 大部分正常的膝关节有一定程度的超伸。一只手置
于膝关节上方固定大腿，另一只手放在患者足部，将足跟从
检查床向上抬离，来评估超伸的程度

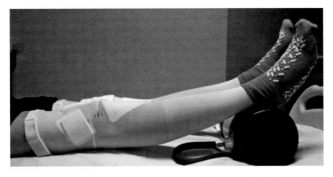

**图 16.2** 手术一结束，ACL 重建患者的膝关节应立即获得与
正常膝关节同样的超伸角度。图中所示足跟支撑锻炼是一种
达到超伸角度的简单方法

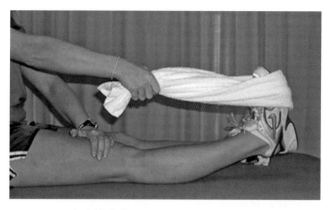

**图 16.3** 毛巾牵拉伸直训练：用一条毛巾绕在足弓周围，患者用一只手同时握住毛巾的两端，另一只手压在大腿上方同时用毛巾向上拉动足部。这个方法使患者的膝关节获得被动超伸

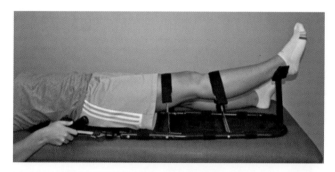

**图 16.4** 患者可以试用超伸装置来重获膝关节正常超伸角度，每次 10 分钟，每天数次。患者可以自己控制作用在膝关节的牵拉力的大小

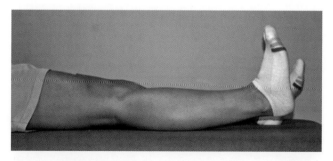

**图 16.5** 主动直腿抬高练习：通过背屈足踝同时收缩股四头肌，患者主动抬高患肢，足跟离开检查床

（K.Donald Shelbourne, Scott E.Urch, Heather Freeman 著　刘松阳 译　孙铁铮 审校）

# 使用自体组织进行前交叉韧带重建术后膝前痛在临床、影像学、组织学、超微结构和生物化学方面的特别关注点

ACL 重建术后供腱区域并发症和膝前痛可能严重影响患者关节功能。移植物的选取、手术技术、康复计划以及并发损伤的处理能够影响术后疼痛的发生。

髌腱取腱过程中损伤髌下神经会引起膝前部皮肤感觉下降或消失，造成供区不适及无法下跪和跪行。

采用髌腱中 1/3 做移植物后数年，髌腱供区表现出明显的临床、影像学、组织学和超微结构的异常。使用髌腱自体移植后，供区不适与影像学和组织学的关系不大。使用腘绳肌肌腱比髌腱引发供区不适和膝前痛问题较少。在取腱术后 2 年，在影像学、组织学以及解剖研究中可见到腘绳肌腱的重新生长。对采用阔筋膜张肌作

为自体移植物后供区问题的了解仍然比较少。采用股四头肌肌腱做移植物引发的供区患病率低。

在 ACL 重建过程中使用髌腱移植物或腘绳肌移植物时，应尽量保护髌下神经。由于切取以及重新切取髌腱中 1/3 数年后存在明显的临床、影像学、组织学和超微结构的异常，所以不建议再次选用髌腱作为移植物。无论使用何种类型的自体移植物，恢复正常活动度和力量的患者不太可能有膝前痛问题。

随机对照试验研究显示，使用腘绳肌腱与髌腱进行 ACL 重建后的关节松弛度测量和临床结果相类似，我们建议使用腘绳肌腱自体移植，因其供区问题较少。

图 17.1 髌下神经位于 8 cm 切口中央，分为两支。巾钳显示的是腱旁组织。在此样本中，采用双切口来切取髌腱，已达到保护髌下神经和腱旁组织的目的。此样本中，两个切口其后被连接起来来检查取腱过程的结果 (Kartus J. Donor site morbidity after anterior cruciate ligament reconstruction. Clinical, anatomical, radiographic and histological investigations with special reference to the use of central-third patellar tendon autografts. Thesis, Göteborg, Sweden: Göteborg University; 1999) (Copyright Elsevier)

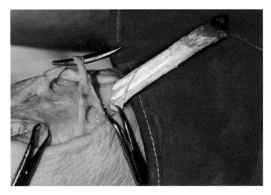

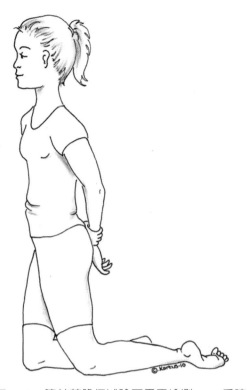

**图 17.2**　膝关节跪行试验可用于检测 ACL 重建术后膝前区不适感 (Kartus J, Ejerhed L, Sernert N, et al. Comparison of traditional and subcutaneous patellar tendon harvest. A prospective study of donor site-related problems after anterior cruciate ligament reconstruction using different graft harvesting techniques. Am J Sports Med. 2000; 28:328-335) (Copyright Catarina Kartus)

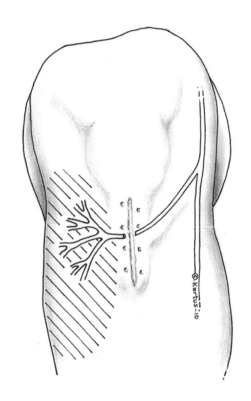

**图 17.3**　使用前正中单切口技术切取髌腱自体移植物后，膝关节跪行试验的不适感与膝前区痛觉受损的区域有关 (Kartus J, Ejerhed L, Sernert N, et al. Comparison of traditional and subcutaneous patellar tendon harvest. A prospective study of donor site-related problems after anterior cruciate ligament reconstruction using different graft harvesting techniques. Am J Sports Med. 2000; 28:328-335) (Copyright Catarina Kartus)

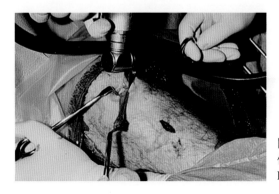

**图 17.4**　使用双切口技术比单切口技术切取髌腱自体移植物可使膝前区行走试验不适感减轻 (Copyright Elsevier Publication)

# 第二部分
# 研究髌股关节的新兴技术及其临床相关性

# 18 髌股关节痛力学病因的影像学和骨骼肌肉模型

先进的医学影像学和骨骼肌肉模型的结合为我们提供了一套独特的研究髌股关节复杂的结构和功能的工具。特别是通过检测髌股关节的不同组织承受的压力改变的能力，使我们能够检验基本假设：即髌股关节痛的发生具有力学原因。

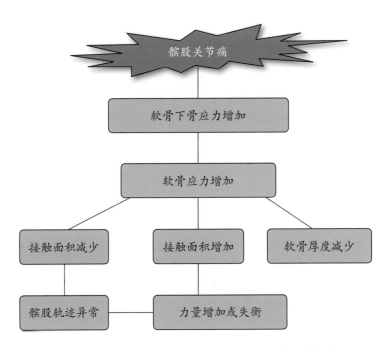

**图 18.1** 导致软骨和软骨下骨应力增加和髌股关节痛的相关因素

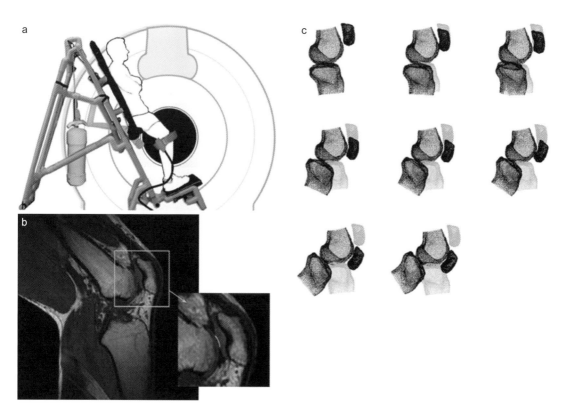

**图 18.2**  0.5T GE Signal MRI 扫描负重位正位图像。定制的座位靠背 (a) 能使被试者在扫描过程中保持静止，同时支撑体重的 ～90％。座位靠背可以被锁定到位，从背后使用一个小座位以使图像可以在最小负重且无股四头肌活动的情况下获得（～15％体重）。随后膝关节立体图可用于确定接触面 (b) 和膝关节不同屈曲角度时髋股关节的三维定向 (c)

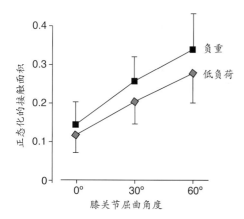

**图 18.3**  负重和非负重情况下正常髋股关节接触面积 (Adapted from Besier T, Delp S, Gold G, et al. Patellofemoral pain subjects display greater femoral cartilage stresses than painfree controls. In: Patellofemoral pain syndrome: international research retreat. Baltimore: Elsevier; 2009)

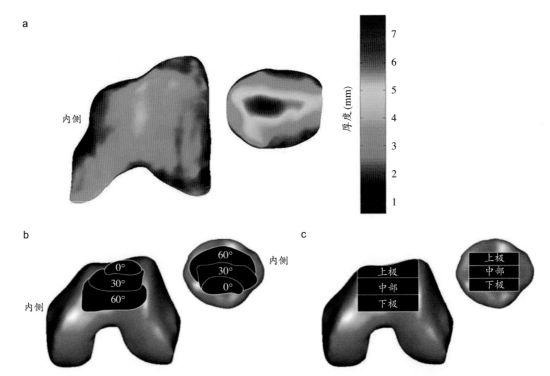

**图 18.4**　(a) 股骨前区和髌骨的软骨厚度图。(b) 膝关节屈曲 0°、30°、60° 时髌股关节对应的接触面积。(c) 测量髌股关节不同区域的软骨厚度（Adapted from Draper CE, Besier TF, Gold GE, et al. Is cartilage thickness different in young subjects with and without patellofemoral pain? Osteoarthritis Cartilage. 2006; 14:931–937)

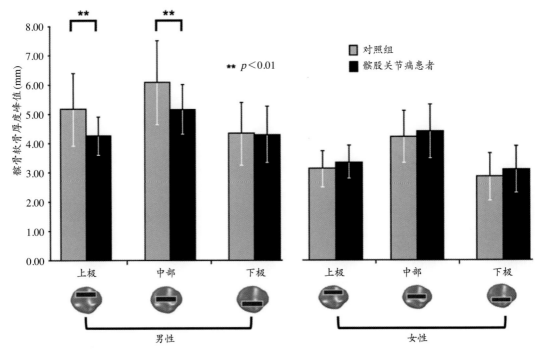

**图 18.5**　髌股关节痛患者和无疼痛对照组的男性与女性髌骨软骨厚度的峰值。髌股关节痛的男性与对照组相比软骨较薄，可能会导致软骨应力增加，特别是在膝关节高屈曲角度，接触面为上极和中部时

图 18.6　(a) 膝关节负重位下蹲时髌股关节矢状位实时 MRI。(b) 健康、无疼痛对照组的轴位像。(c) 髌股关节痛患者轴位像

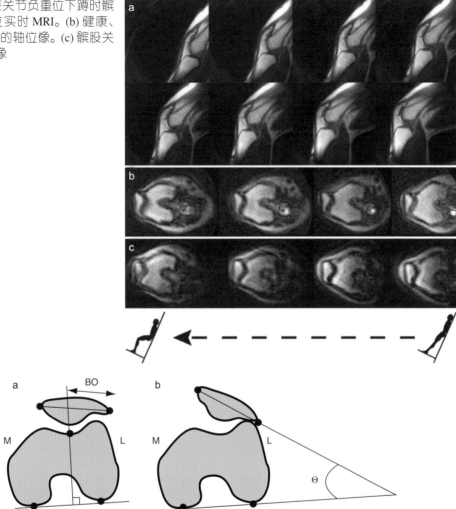

图 18.7　髌股关节轴位动力学图解：(a) 等分偏心指数（Bisect Offset，BO 指数）——测量髌骨外侧到股骨中间线的距离占髌骨宽度的比例。(b) 髌骨倾斜角 (theta)——由连接股骨髁后部和髌骨最大宽度的直线构成的角 (Adapted from Draper CE, Besier TF, Gold GE, et al. Is cartilage thickness different in young subjects with and without patellofemoral pain? Osteoarthritis Cartilage. 2006; 14:931-937)

图 18.8　无疼痛对照组（实心小圆）和髌股关节痛组（空心小圆）在完全伸直位 BO 指数和髌股倾斜角的关系。虚线代表无疼痛受试组平均 BO 指数和倾斜角的 2 个标准差，使用其作为区分髌股关节动力异常与否的阈值 (Adapted from Draper CE, Besier TF, Gold GE, et al. Is cartilage thickness different in young subjects with and without patellofemoral pain? Osteoarthritis Cartilage. 2006; 14:931-937)

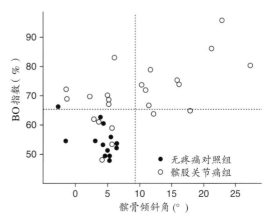

图 18.9 单侧慢性髌股关节痛患者的相关轴位 PET/CT 图像（男性，32 岁，完全伸直位负重的 BO 指数异常）。叠加的 CT 图像使 PET 热点区的定位准确，在此例中位于左侧髌骨尖端，与疼痛区域一致

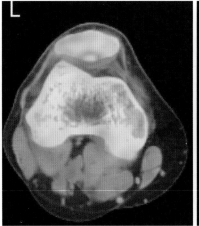
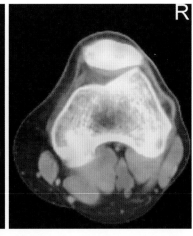

图 18.10 慢性髌股关节痛患者的轴位 MRI 图像 (a) 显示髌股关节骨或软骨内无异常。对应的相同被试者的 PET 热点区 (b) 显示高度代谢活动的区域

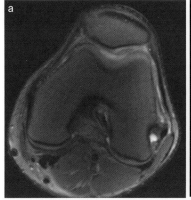
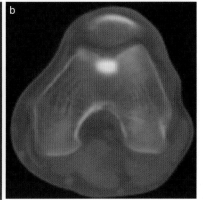

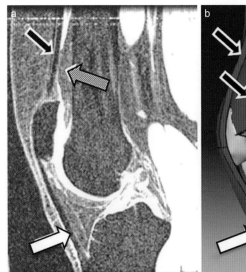
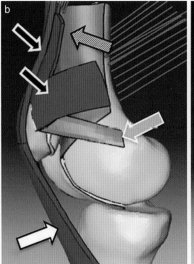
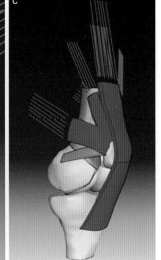

图 18.11 髌股关节矢状位 MR 图像 (a) 与相应的有限元模型 (b, c)。髌腱（白色箭头）和股四头肌肌腱（黑色箭号）用非线性的纤维增强的实心元素替代，内侧髌股韧带（灰色箭号）使用 2D 复合元素建模。关节软骨及滑车上脂肪垫（条纹箭号）采用线性弹性实体作为模型

图 18.12 慢性髌股关节痛患者的轴位 CT 图像显示骨密度的变化。右侧的彩色编码显示大部分密质骨（红色）位于髌骨前面及外侧面

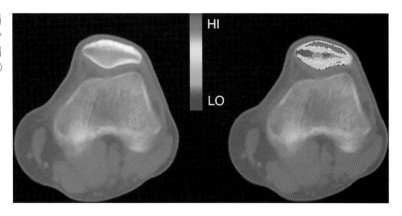

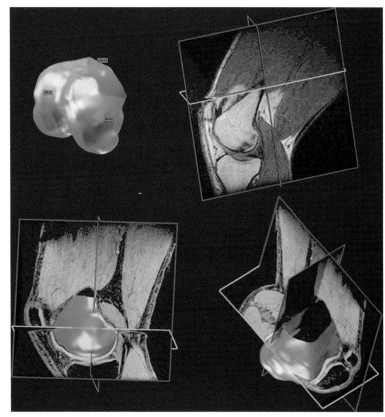

图 18.13 将股骨有限元网格（左上图）与直立负重位 MR 图像耦合（右上图）。在图像数据库内选择骨的边缘可以确保模型与 MR 图像的紧密匹配（下图）

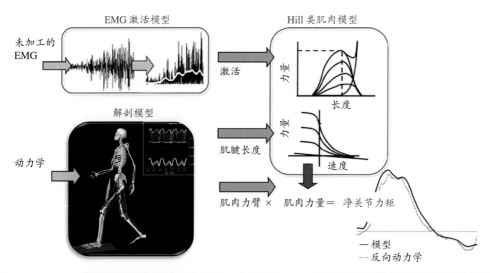

**图 18.14** EMG- 驱动的骨骼肌肉模型的概观。未加工的 EMG 和关节动力学用于估计激活作用和肌肉 - 肌腱长度，二者输入 Hill 类肌肉模型用以估计肌肉力量。从解剖模型 (OpenSIM) 计算得来的肌肉力臂与肌肉力量相乘得到净关节力矩。由此模型得出的净关节力矩，与在校验 / 验证过程中从反向动力学中计算得到的力矩相比较

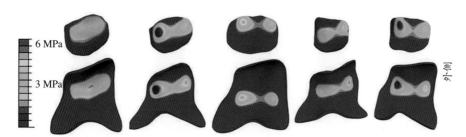

**图 18.15** 以 5 个髌股关节痛患者在静蹲过程中屈膝 60° 时，与软骨下骨紧密相连的髌骨和股骨软骨层流体静力学压力作为例子。注意在这个小样本中流体静力学压力峰值的不同大小和分布。每个样本关节的外侧面都向右。压力的 "热点区域" 通常在髌股关节软骨的内侧面

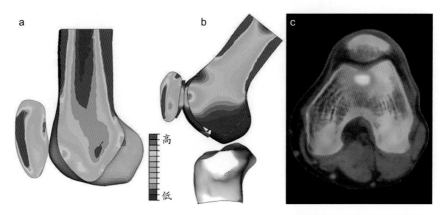

**图 18.16** 基于 CT Hounsfield 单位得到的骨密度值分布 (a)。60° 静蹲时从有限元模型预测的骨软骨压力 (b)。相同受试者与 PET 扫描的热点区域相对应的股骨滑车部位软骨下骨压力峰值 (c)

（ Thor F. Besier, Christine Draper, Saikat Pal, Michael Fredericson, Garry Gold, Scott Delp, Gary

Beaupré 著 刘松阳 译 孙铁铮 审校 ）

# 研究髌股关节的计算机模型：临床相关性 ⑲

常用髌股关节的计算机模型来描述髌股关节的动力学特点、接触面积及髌股软骨承受的压力。计算机模型采用图表方式再现髌股关节的活动，从而加强显示髌股关节的动力学特性。关节运动的重建精确性高，但是相关研究容易受到成像要求和招募受试者等因素的限制。将关节解剖结构模型与周围软组织的数学模型相结合，可以预测可能发生的结果。这些模型能够更加灵活地研究手术和非手术治疗方法对髌股关节生物力学的影响，但数学模型的近似性引起了对其准确性的担忧。需要对这些模型进行有效性检验。

a          b

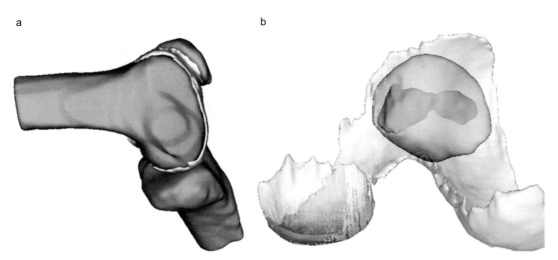

**图 19.1** 屈曲位膝关节的计算机图形，可见股骨、髌骨、胫骨以及股骨和髌骨表面的软骨 (a)。操作模型，除去股骨部分，将股骨表面的软骨透明化处理，可见到髌股关节接触面 (b)

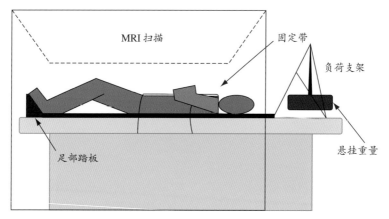

**图 19.2**　髌股关节动力学强化可视性的研究中，模仿受试者在 MRI 扫描仪中的表现。通过对连接于扫描仪外侧的承重装置来对足部踏板施加力量从而对肌肉产生负荷

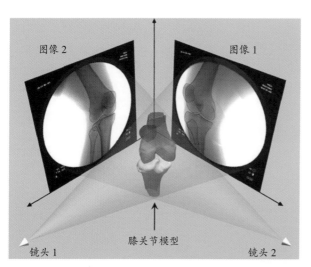

**图 19.3**　双直角荧光屏成像系统用于增强可视性髌股动力学特性研究，这是将 MRI 数据构造的膝关节计算模型与荧光透视结合起来的一种可视化的虚拟系统 (From Nha KW, Papannagari R, Gill TJ, et al. In vivo patellar tracking: clinical motions and patellofemoral indices. J Orthop Res. 2008; 26:1067-1074. With permission)

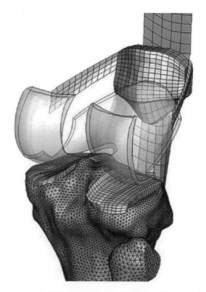

**图 19.4**　髌股关节有限元模型。胫骨、髌骨及其表面软骨显示为网格状结构，股四头肌腱、髌腱和内、外侧髌股韧带也显示为网格状结构。为了显示得更清楚，已将股骨及其表面的软骨去除 (Reprinted from Baldwin MA, Clary C, Maletsky LP, et al. Veri fi cation of predicted specimen-specific natural and implanted patellofemoral kinematics during simulated deep knee bend. J Biomech. 2009; 42:2341-2348. With permission from Elsevier)

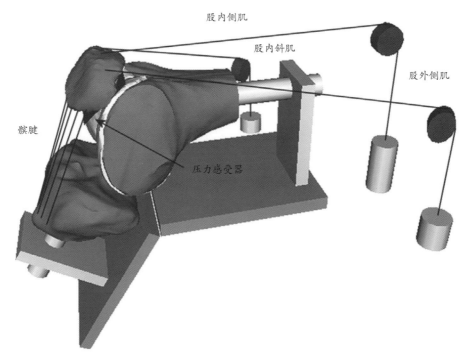

图 19.5 膝关节屈曲位的计算机模型，镶嵌在示意图中以在体外验证计算机模型的有效性。负重线缆、滑轮及重物用来表示通过股四头肌施加力量。图中也显示出了代表髌腱的线，以及测量髌股压力的压力传感器的位置 (Adapted from Elias JJ, Cech JA, Weinstein DM, et al. Reducing the lateral force acting on the patella does not consistently decrease patellofemoral pressures. Am J Sports Med. 2004; 32:1202-1208)

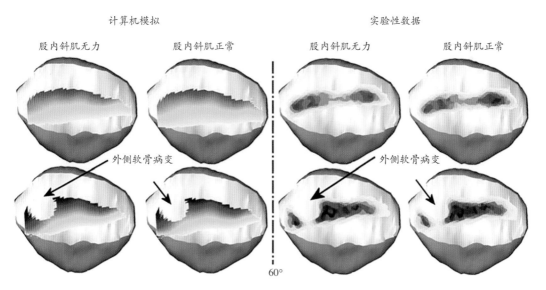

图 19.6 在膝关节屈曲 60° 时通过计算方法和实验方法确定的压力模式。显示了股内斜肌无力和正常情况下以及软骨完整和软骨外侧损伤情况下的髌骨压力分布。股内斜肌力量降低造成髌骨外侧压力增加 (Reprinted from Elias JJ, Cech JA, Weinstein DM, et al. Reducing the lateral force acting on the patella does not consistently decrease patellofemoral pressures. Am J Sports Med. 2004; 32:1202-1208)

（John J. Elias, Andrew J. Cosgarea 著 曹争明 译 孙铁铮 审校）

# 20 动力学分析：评估髌骨外侧不稳的客观性测量方法

## ——一项初步研究

评价外科手术需要采用精确的、可重复的和结果客观的评估工具，这对提高患者短期及长期的膝关节功能和满意度是必要的。我们的研究显示，利用动力平台进行动力学分析可能是客观评价负荷状态下髌骨不稳患者的一个有用工具（评价功能不稳）。为了达到此目的，我们需要在动力学分析模型中复制：①肌肉力量；②模拟负重条件；③运动时产生的旋转载荷（高于临床检查施加于膝关节的力量）。

动力学分析在以下情况下存在一定的局限性：①急性损伤时；②存在显著的肌肉萎缩时；③两个膝关节同时受累时。然而，我们的数据只是一个对正在进行的研究"快照"式的分析。

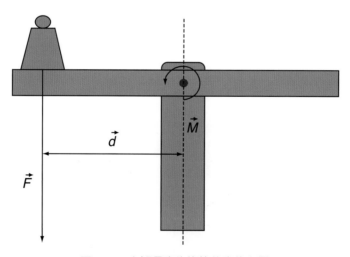

**图20.1** 力矩是产生旋转效应的力偶

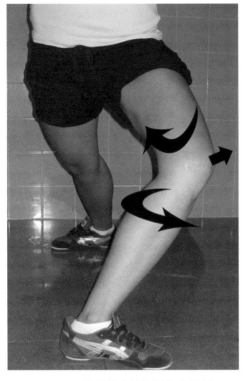

图 20.2    髌骨发生外侧脱位的机制

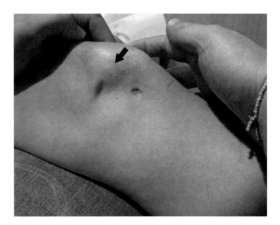

图 20.3    内侧髌股韧带可限制髌骨向外侧脱位

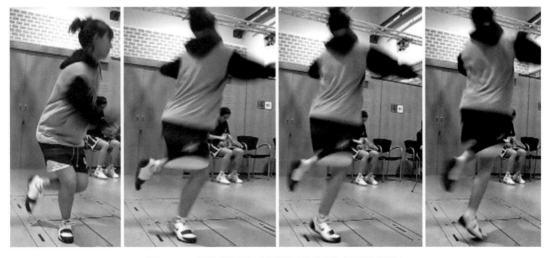

图 20.4    旋转单足跳进行胫骨外旋测试的系列图片

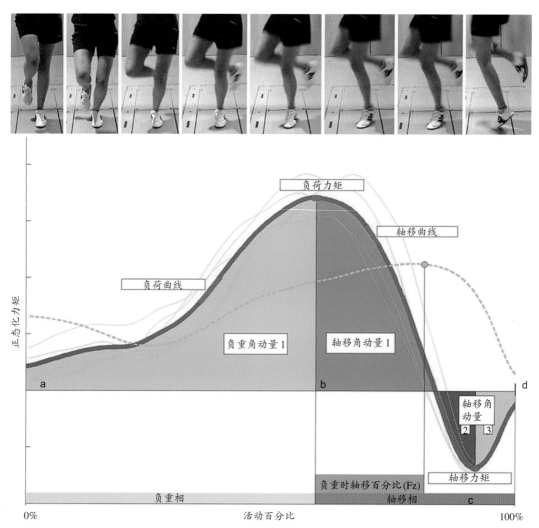

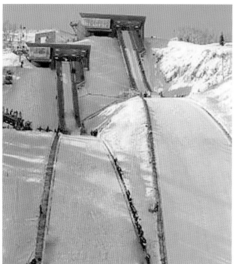

图 20.5 旋转单足跳进行胫骨外旋测试期间记录的力矩和垂直应力（Fz）的正态分布图

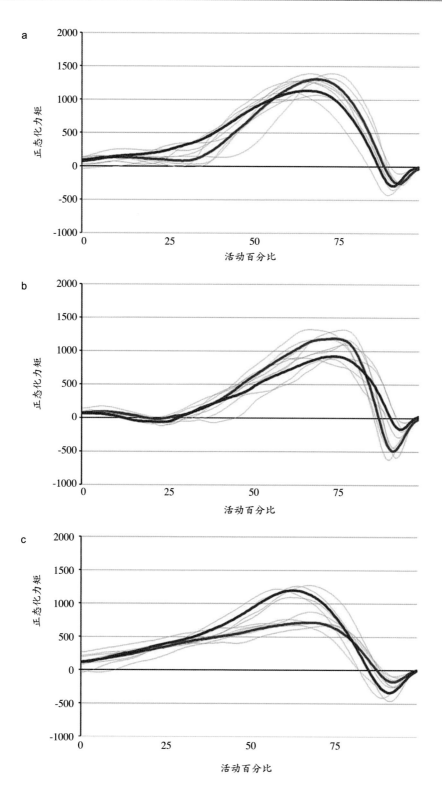

**图 20.6** 旋转单足跳进行胫骨外旋测试记录的正态化力矩曲线。(a) 正常双膝关节（蓝线：左膝；红线：右膝）。(b) 左膝单纯前交叉韧带撕裂。(c) 右膝单纯髌骨外侧不稳

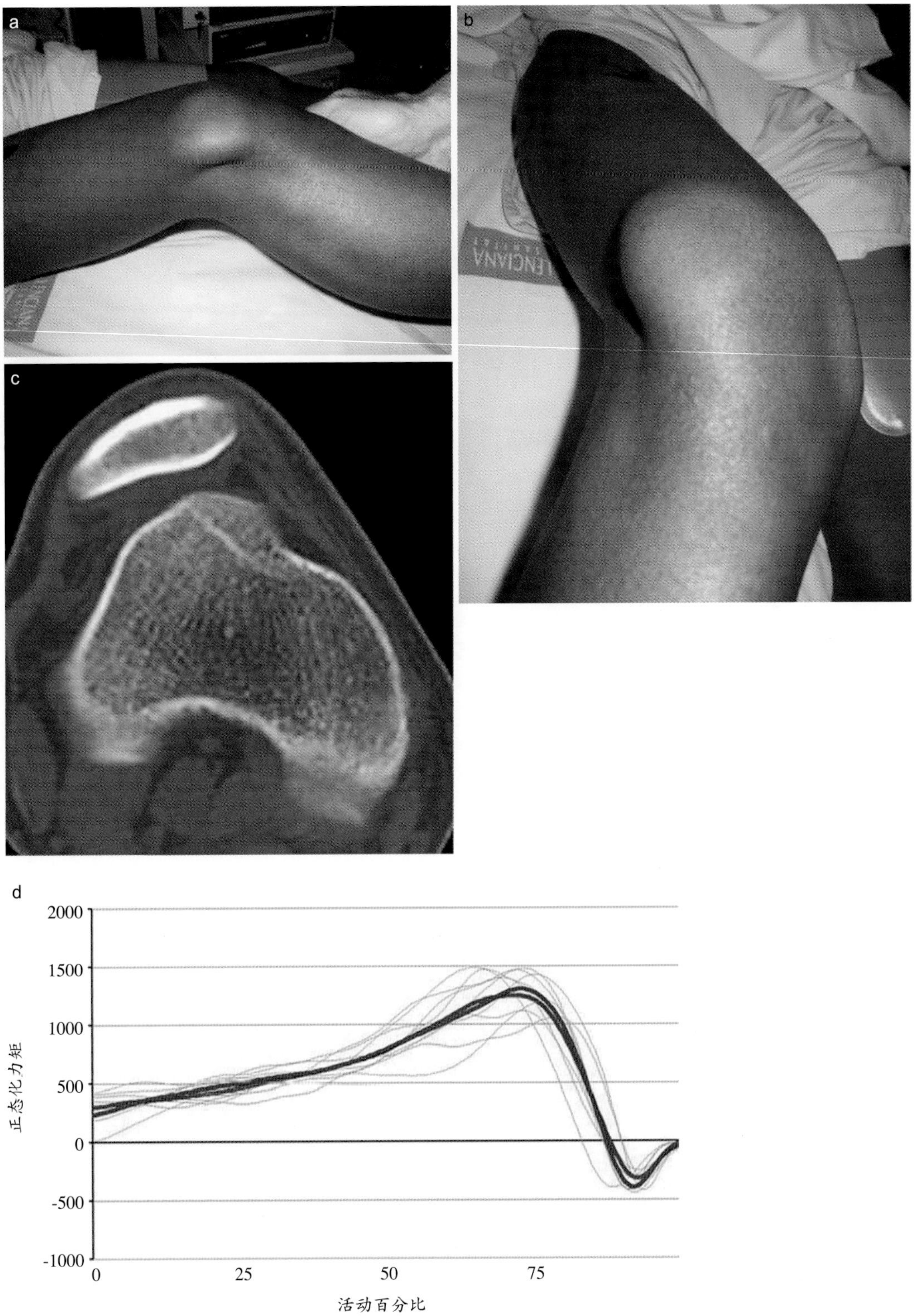

图 20.7 病例4。(a, b) 右膝髌骨外侧脱位。(c) CT 显示滑车发育不良 D 型。(d) 术前胫骨外旋测试的旋转单足跳期间记录的正态化力矩

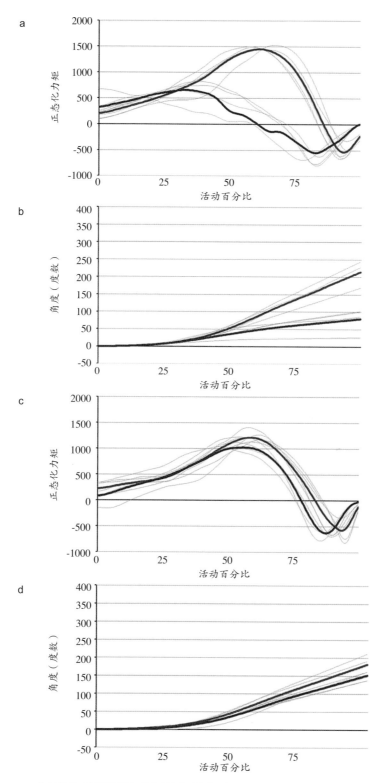

**图 20.8**　病例 5。(a) 术前旋转单足跳进行胫骨外旋测试期间记录的正态化力矩曲线。(b) 术前躯体扭曲角度。(c) 术后旋转单足跳进行胫骨外旋测试期间记录的正态化力矩曲线。(d) 术后躯体扭曲角度。(e) 术前 MRI。(f) 术后 CT（TT-TG 距离，胫骨结节 – 股骨滑车沟距离）

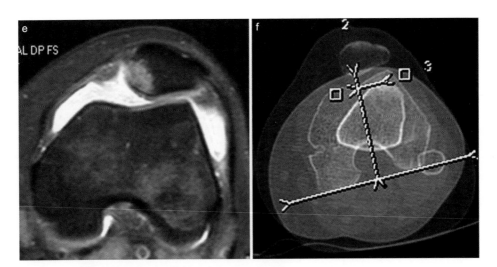

图 20.8（续）

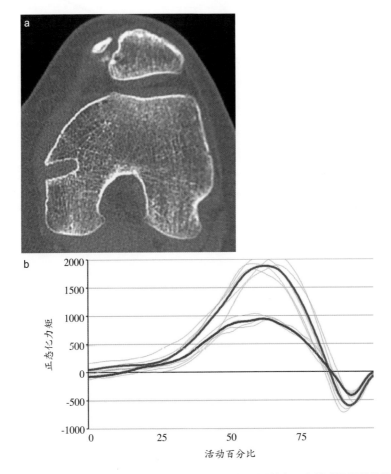

**图 20.9**　病例 6。(a) 术后 CT 显示股骨滑车低平。(b) 术后进行旋转单足跳测试胫骨外旋期间记录的正态化力矩曲线

（ Vicente Sanchis-Alfonso, José María-Baydal Bertome, Erik Montesinos-Berry, Andrea Castelli,

José David Garrido-Jaén 著　曹争明 译　孙铁铮 审校）

# 膝前痛患者的动力学和 运动学分析

**21**

目前大多数针对膝前痛治疗及其病情进展的评估是采用主观测量方法进行的。动力学和运动学分析将为医生提供一个客观动态的测量方法来评价膝前痛治疗进展。然而，我们坚持认为下台阶的动力学和运动学分析不是一个诊断工具。

我们的研究显示，与正常对照组相比，膝前痛患者在下台阶时采用某些方式来降低髌股关节（PFJ）负荷。问题是这种代偿方式需要一段时间才能建立，并且即使疼痛消失时仍可能存在，这削弱了将这种测量技术作为评价治疗进展方法的实用性。但是，这种测量有助于我们理解膝关节骨关节炎的发生机制。

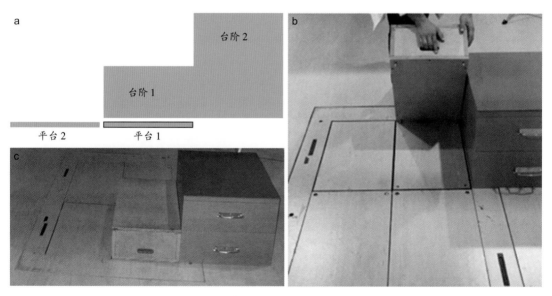

**图 21.1** (a) 动力学测试平台布置。(b) 动力学测试平台的台阶。(c) 台阶布置

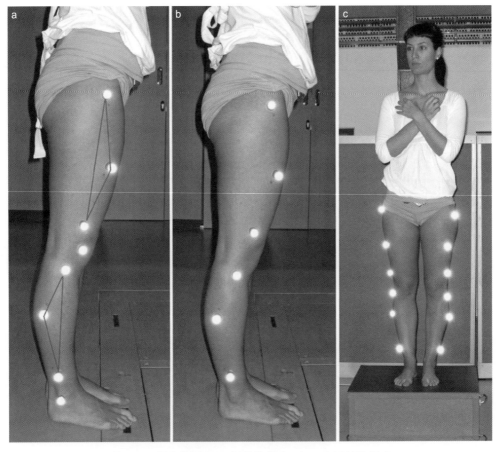

图 21.2 标志放置。(a) 经校准标志；（b, c）无校准标志

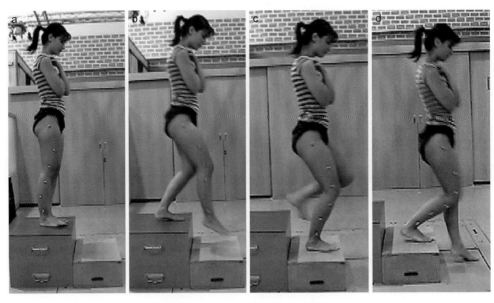

图 21.3 下台阶测试的系列照片

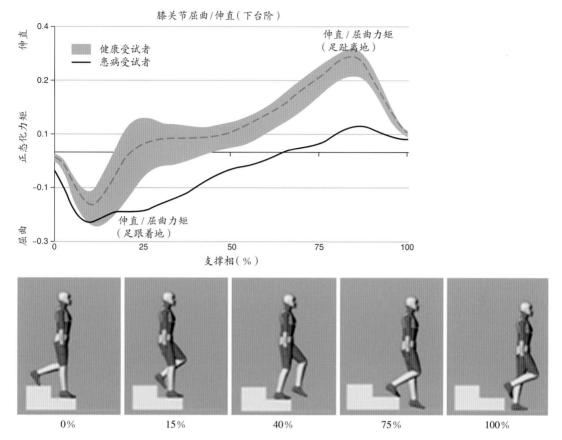

图 21.4 伸膝力矩

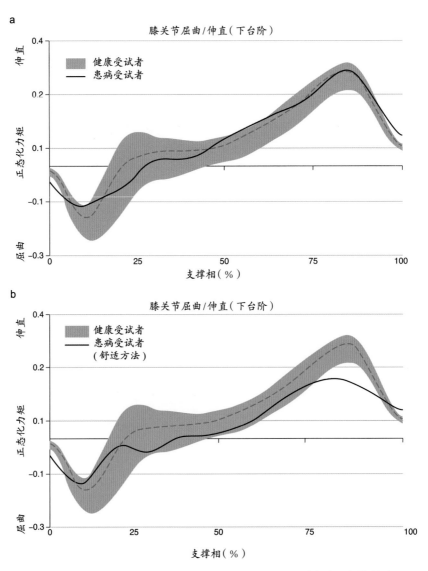

**图 21.5** 伸膝力矩。(a) 标准下台阶测试。(b) 采用舒适方法下台阶测试

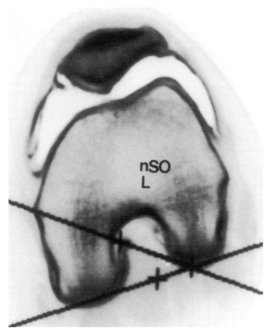

**图 22.3** CT 片显示，关节镜外侧松解及软骨成形术后，髌股关节外侧关节软骨磨损，滑车变平

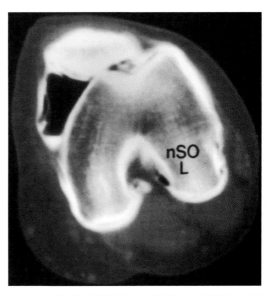

**图 22.4** 髌骨外侧松解术后髌骨向内侧脱位，显示髌骨内向脱位是造成髌骨外侧区域病损的原因

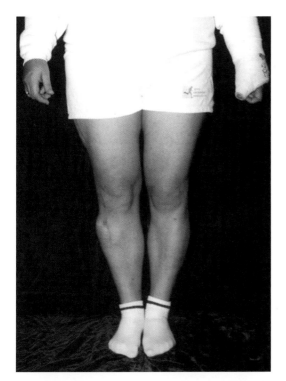

**图 22.5** 患者女性，34 岁，右侧 Maquet 截骨术后，左侧髌骨位置正常。既往曾行右侧粗隆间外旋 40° 截骨术后

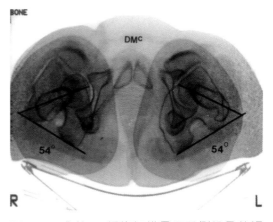

**图 22.6** 术前 CT 螺旋扫描显示双侧股骨前倾 54°

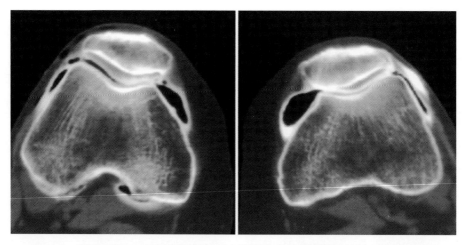

**图 22.7** 两个增强 CT 片显示胫骨结节内侧移位术后双侧髌股关节内侧软骨缺损

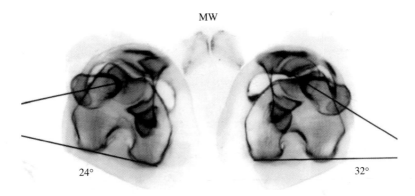

**图 22.8** CT 旋转研究显示双侧股骨前倾。治疗方法是胫骨结节外侧移位以减少内侧区域负重，以及粗隆间外旋截骨以矫正外旋力线

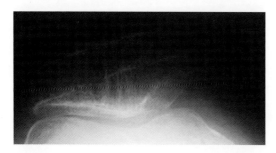

**图 22.9** 外侧髌股韧带重建术后造成髌股关节病变

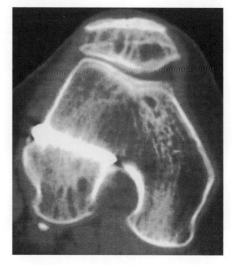

**图 22.10** CT 扫描可见髌股关节炎

# 医源性髌骨内侧不稳定临床相关性的动力学和运动学分析

**24**

我们推测，髌股关节不平衡引起的慢性复发性软组织疲劳或过度负荷可能导致膝前痛。然而，由于患者采用生物力学防御策略，许多软骨病可能是无症状的。此外，尽管一些人主张肌肉功能在髌骨稳定性中发挥着作用，我们更为强调被动约束结构对于髌骨稳定性的重要作用。这可以解释我们的案例中为什么改善髌骨稳定性的运动康复方案可能是不成功的。最后，这些案例强调了外科医生需要更加理智地选择髌股关节不稳定的手术术式，尽量避免曾经普遍采用的外侧支持带松解。我们要自问的问题是：是否存在单独进行外侧支持带松解的指征？在这点上，Roland Biedert 提出的外侧支持带延长术来替代髌骨外侧支持带松解术可能更有意义。

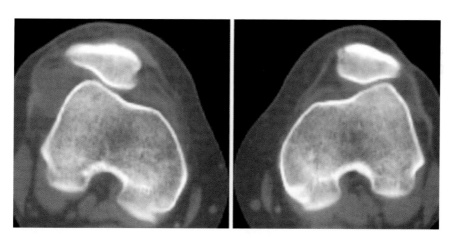

**图 24.1** 0° 伸直位股四头肌收缩时行 CT 检查显示髌骨向外侧移位 (Reprinted from Sanchis-Alfonso V, Torga-Spak R, Cortes A. Gait pattern normalization after lateral retinaculum reconstruction for iatrogenic medial patellar instability. Knee. 2007; 14:484-488. With permission from Elsevier)

图 24.2 手压髌骨显示髌骨内侧不稳定（黑色箭头为手指压向髌骨外侧部位）(Reprinted from Sanchis-Alfonso V, Torga-Spak R, Cortes A. Gait pattern normalization after lateral retinaculum reconstruction for iatrogenic medial patellar instability. Knee. 2007; 14:484-488. With permission from Elsevier)

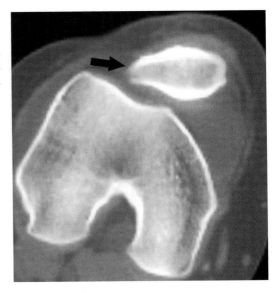

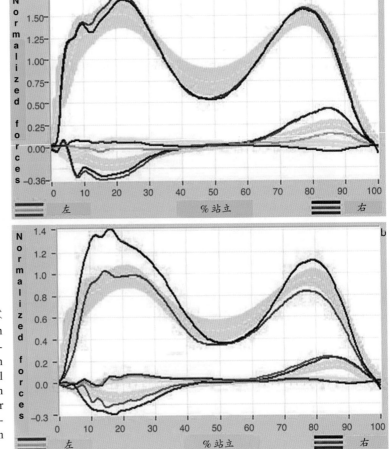

图 24.3 步态分析。(a) 术前。(b) 术后 (Reprinted from Sanchis-Alfonso V, Torga-Spak R, Cortes A. Gait pattern normalization after lateral retinaculum reconstruction for iatrogenic medial patellar instability. Knee. 2007; 14:484-488. With permission from Elsevier)

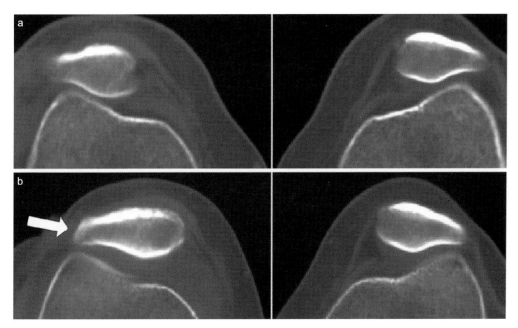

**图 24.4**　(a) 随访时进行 0° 伸直位股四头肌收缩时 CT 扫描显示双膝髌骨相似的向外侧脱位，以及 (b) 应力位 CT 显示的髌骨内向稳定性（白色箭头表示手指在髌骨外侧向内施压）(Reprinted from Sanchis-Alfonso V, Torga-Spak R, Cortes A. Gait pattern normalization after lateral retinaculum reconstruction for iatrogenic medial patellar instability. Knee. 2007; 14:484-488. With permission from Elsevier)

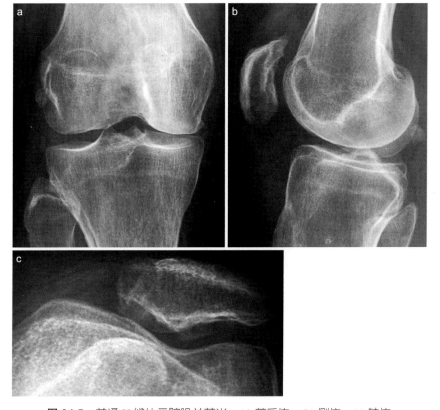

**图 24.5**　普通 X 线片示髌股关节炎。(a) 前后位。(b) 侧位。(c) 轴位

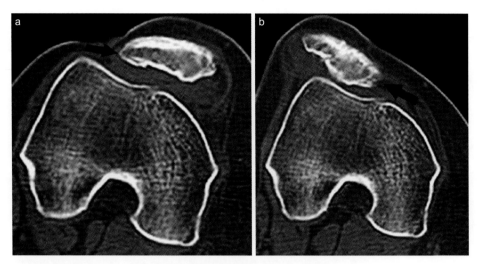

**图 24.6** (a) 0° 伸直位时内向应力位 CT 片（黑色箭头表示手指在髌骨外侧施压）。(b) 0° 伸直位时外向应力位 CT 片（黑色箭头表示手指在髌骨内侧施压）。注意股骨滑车变浅

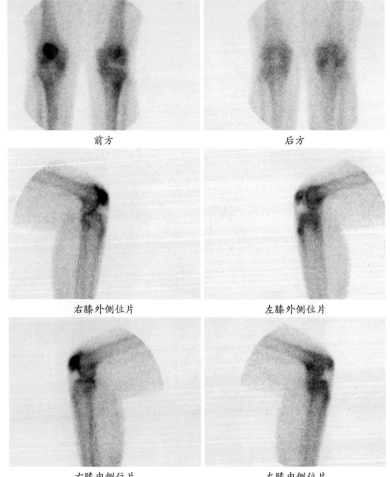

前方　　　　　　　　　　　后方

右膝外侧位片　　　　　　　左膝外侧位片

**图 24.7** 标准的锝 99 亚甲基二磷酸盐骨扫描显示髌骨的骨代谢活动增加

右膝内侧位片　　　　　　　左膝内侧位片

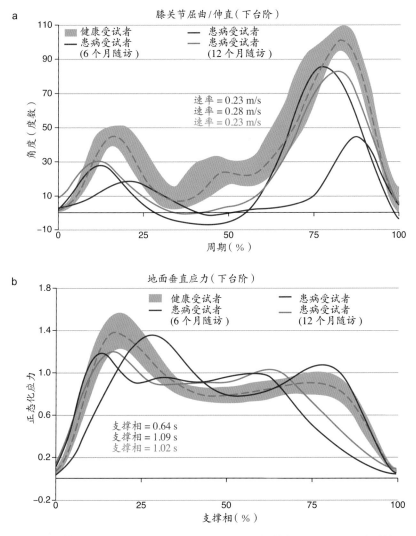

图 24.8 下台阶时膝关节动力学和运动学。(a) 下台阶时的膝关节角度。(b) 下台阶时的地面力量反应。(c) 下台阶时膝关节屈伸力矩。(d) 下台阶时膝关节外展 - 内收力矩

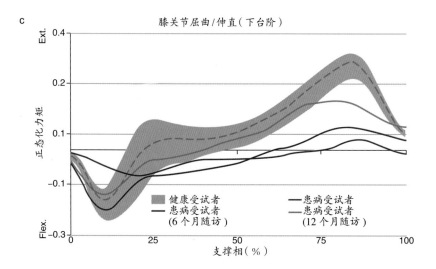

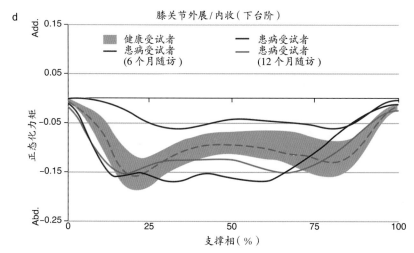

图 24.8（续）

（Vicente Sanchis-Alfonso, Erik Montesinos-Berry, Andrea Castelli, Susana Marín-Roca, Alex Cortes 著 吴 旭 译 孙铁铮 审校）

# 第四部分
# 外科技术

# 25 超声和多普勒引导下关节镜清理治疗髌腱炎（跳跃膝）：生物背景和方法说明

对近端髌腱炎（跳跃膝）的患者在超声和多普勒引导下行关节镜刨削髌腱背侧的血管和神经的区域已显示出肯定的临床效果。已经发表的病例报道数目有限，更大数量的病例资料尚在评估过程中，等待发表。正确理解超声和多普勒的发现，能让关节镜对髌腱背侧的清理过程精确且微创，是这种新的治疗方法的基础。

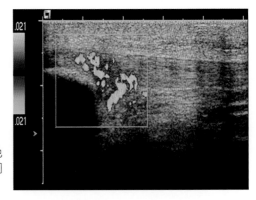

**图 25.1** 一位髌腱炎（跳跃膝）患者的灰阶超声和彩色多普勒检查，显示髌腱近端增厚、不规则的肌腱结构和低回声，以及髌腱内部和外背侧血流增加（彩色）

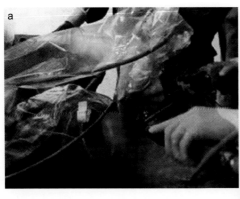
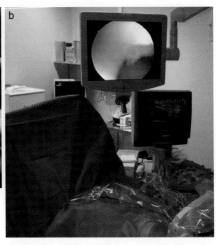

**图 25.2** 髌腱炎（跳跃膝）患者治疗过程中，要同时使用超声和关节镜。助手使用超声探头（无菌），而医生使用超声和多普勒作为关节镜的引导

（ HakanAlfredson, LottaWillberg, Lars öhberg, StureForsgren 著　吴　旭译　孙铁铮 审校）

# 关节镜下髌骨去神经化治疗膝前痛 26

　　年轻膝前痛患者，无论有无轻度力线异常，对保守治疗反应不好时选择关节镜下髌骨去神经化都显示出肯定的临床效果。患者可大幅度获益，感到很舒适，又具有最小的风险和较低的并发症发生率，使得患者愿意选择该手术。因此，关节镜下髌骨去神经化可能成为膝前痛患者保守治疗无效情况下的首选手术。此外，关节镜下髌骨去神经化可能将成为其他治疗膝前痛手术方式的一个有益补充。

　　在关节镜手术过程中还可以充分检查评估膝关节内的情况，以便评价以前的检查过程中未观察到的可能导致膝前痛的其他原因（如滑膜皱襞形成和髌股关节软骨病变等）。关节镜下髌骨去神经化的另一个优点是，它不会干扰膝关节的动力学，并允许将来需要的时候选择其他外科手术治疗方式。最后，关节镜下髌骨去神经化是一个相对简单的手术过程，即使膝关节镜手术经验不多的外科医生也可以进行。但是，在推荐这种治疗方法作为常规使用之前，还需要有针对更多的患者进行随机研究来提供支持证据。

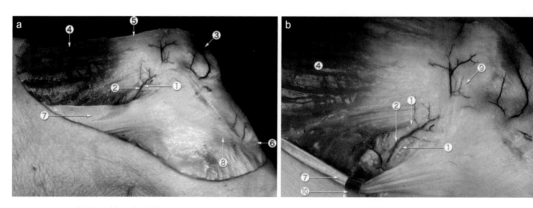

图 26.1　(a) 右膝关节外侧结构解剖。(b) 髌骨外侧大体像。① 外侧支持带神经；② 上外侧膝下动脉；③ 髌骨；④ 股外侧肌；⑤ 股四头肌腱；⑥ 髌腱止点（胫骨结节）；⑦ 髂胫束；⑧ Gerdy 结节；⑨ 髌骨上外侧角；⑩ Sean-Miller 拉钩牵拉髂胫束

**图 26.2** 右膝关节内侧大体解剖。① 内侧支持带神经及其分支；② 上内侧膝下动脉；③ 髌骨（髌骨上内侧角）；④ 股内侧肌；⑤ 股四头肌腱；⑥ 内侧髌股韧带；⑦ 筋膜（牵拉）；⑧ 肱骨内上髁

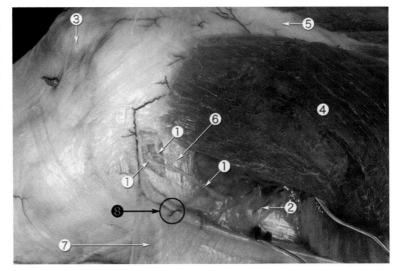

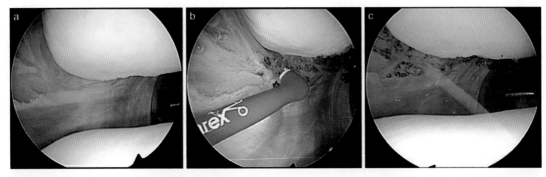

**图 26.3** 关节镜下使用射频对髌周滑膜组织进行电热去神经化。(a) 去神经化前内侧髌周软组织。(b) 最靠近髌骨的髌周软组织电热区域。(c) 关节镜下髌周内侧软组织区域射频电热区域，以消除大量的疼痛受体

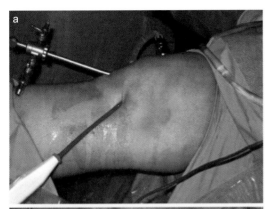

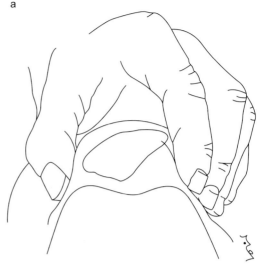

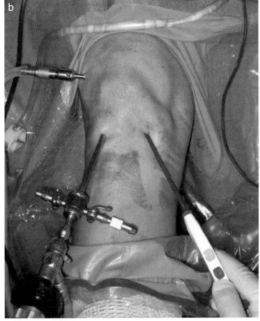

图 26.4　最大程度伸直膝关节，用灌洗液膨胀膝关节，使髌骨和髌周区域与膝关节镜入路分离（前内侧和前外侧入口）。髌骨和股骨远端区域的突起限制了射频的活动范围，增加了手术难度。(a) 从内侧看，通过前内侧入路置入射频，指向膝前区域。(b) 从前面看，通过前内侧入路置入射频，指向膝前和内侧区域

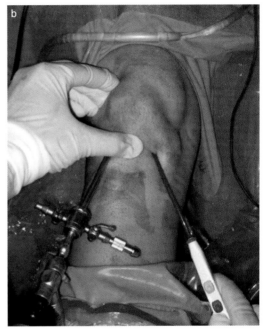

图 26.5　用手指在髌骨及其周围施加压力，使器械更容易操作。(a) 示意图。(b) 通过前内侧入口置入射频

（Jordi Vega, Pau Golanó, Vicente Sanchis-Alfonso 著　吴　旭 译　孙铁铮 审校）

# 27 内侧髌股韧带重建①：
我的做法

内侧髌股韧带（medial patellofemoral ligament, MPFL）重建可以使用多种固定技术。我们使用挤压螺钉将移植物固定到股骨骨道，并使用穿过髌骨骨道外后缝合技术将移植物固定到髌骨。这样可以很容易拉紧移植物，同时不影响固定。

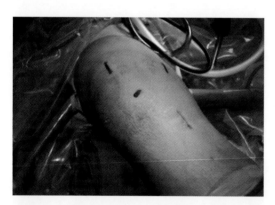

**图 27.1** MPFL 重建手术的标准切口，包括：髌旁内侧入路和外侧入路，胫骨切口用于取自体腘绳肌腱，髌骨内侧切口和股骨远端内侧切口

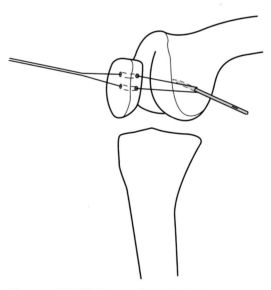

**图 27.2** 图示使用 Bieth 针和穿过髌骨骨道缝线确定股骨内侧髁上的等长点

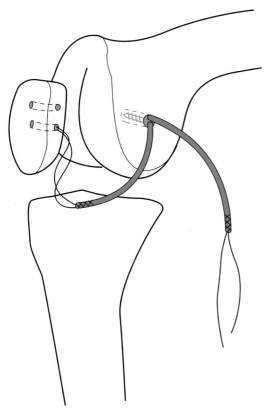

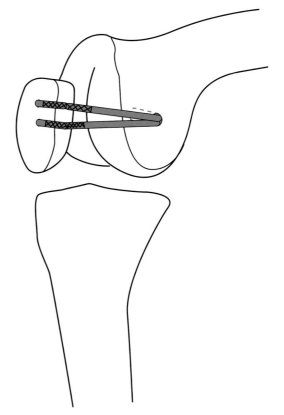

图 27.3　将移植物置入股骨隧道，使用挤压螺钉进行固定

图 27.5　MPFL 重建完成时，保持肌腱张力，将肌腱自身缝合固定

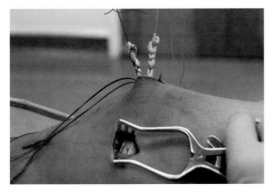

图 27.4　将移植物穿过股骨内髁切口与髌骨内侧切口之间的筋膜外间隙，穿过髌骨骨道后拉紧

（Eric W. Edmonds, Donald C. Fithian 著　吴　旭 译　孙铁铮 审校）

# 内侧髌股韧带重建②：我的做法

内侧髌股韧带（MPFL）是防止髌骨外侧脱位或半脱位的主要稳定者。因此，如果有髌骨外侧不稳定，就会有 MPFL 功能缺失。MPFL 重建可以使用大收肌、股四头肌腱、半腱肌或股薄肌以及人工韧带。

我们认为内侧髌股韧带重建遵循所有韧带重建相同的基本原则：①选择一个足够强度和刚性的移植物；②移植物等长植入；③调节张力；④充分固定；⑤无摩擦或撞击。我们的大多数内侧髌股韧带重建手术使用的是内收长肌肌腱，而对于股骨滑车发育不良的病例，由于扁平的股骨滑车提供支持力不足，需要更强的结构来补偿，所以自体股四头肌肌腱或异体髌腱移植是首选。

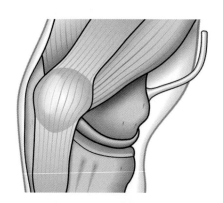

**图 28.1** 大收肌肌腱取腱

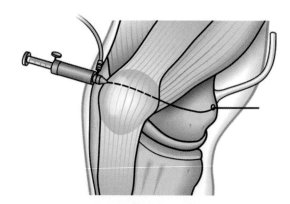

**图 28.2** 确定股骨内上髁的等长点

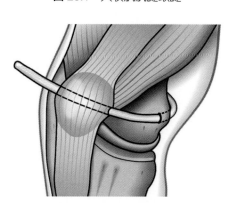

**图 28.3** 移植物穿过股骨内上髁骨道和穿过髌骨骨道

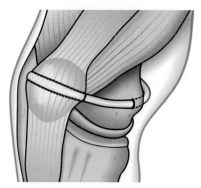

**图 28.4** 将移植物缝合到髌骨前方股四头肌扩张部

（Robert A. Teitge, Roger Torga-Spak 著　吴　旭 译　孙铁铮 校）

# 内侧髌股韧带重建：原则与并发症 ㉙

　　虽然采用不同的手术技术，但是内侧髌股韧带（MPFL）重建术后效果很好，并发症少。遵循生物力学和技术原则可以预防并发症的发生。重建的内侧髌股韧带应在伸膝时紧张，而在屈膝时松弛。在严重高位髌骨的情况下，应考虑行胫骨结节远端移位。股四头肌最大收缩时，髌腱的张力应多于重建韧带的张力。从髌骨内缘进行髌骨钻孔，最好不超过 3.5 mm。重建的移植物或内固定材料在股骨内侧髁的突出会引起局部压痛，这可以通过使用非突出的固定装置来避免。MPFL 重建后 7～12 年的随访结果显示，髌股关节没有明显退化改变。

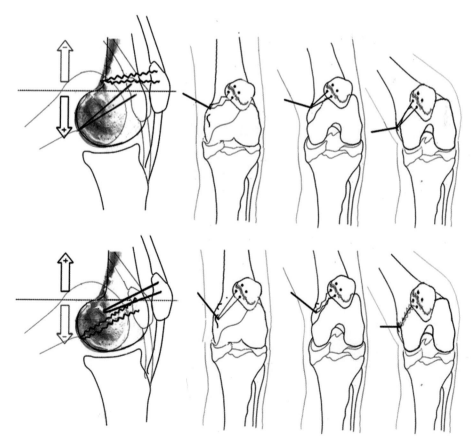

**图 29.1** 内侧髌股韧带重建股骨定位点过度靠近端放置会导致移植物伸膝时松弛，屈膝时紧张。相反，过度靠远端放置会导致移植物在伸膝时紧张，屈曲时松弛

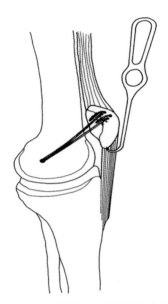

图 29.2 伸膝位时拉紧 MPFL 移植物，确保移植物的张力小于髌腱的张力

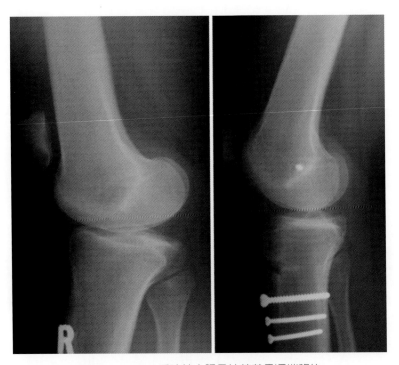

图 29.3 MPFL 重建结合胫骨结节截骨远端移位

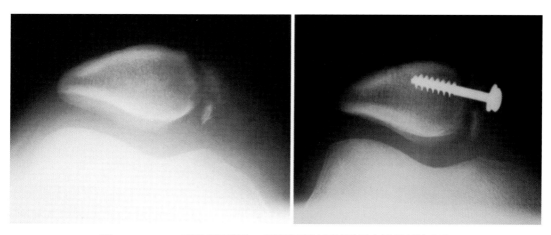

**图 29.4**　MPFL 重建后再脱位，用螺钉和垫圈将髌骨内缘骨折块固定

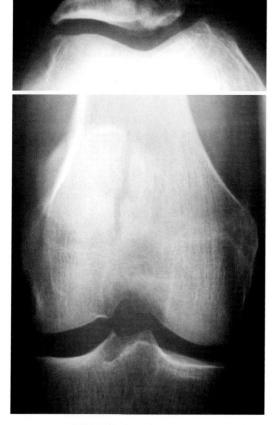

**图 29.5**　内侧髌骨韧带重建中髌骨钻孔过于靠近中央区域导致髌骨骨折

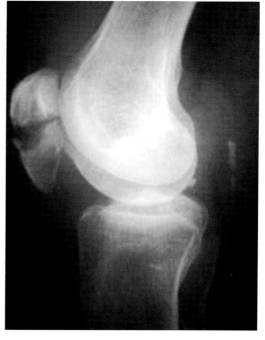

**图 29.6**　髌骨横向钻孔进行 MPFL 重建术后发生髌骨横行骨折

（Pieter J. Erasmus, Mathieu Thaunat 著　吴　旭 译　孙铁铮 审校）

# 30 外侧髌股韧带重建①：我的做法

外侧髌股韧带重建是治疗有症状的髌骨内向不稳定的重要方法。但是，要谨记：髌骨外侧支持带既限制髌骨内移，又限制髌骨外移，对于复发性髌骨外向不稳定的翻修手术也是有用的。本章将分步介绍在医源性髌骨内侧不稳定的治疗中采用髂胫束移位的方法来重建髌骨外侧深横支持带，这种方法在髌骨外向不稳定的翻修手术中也可能应用。

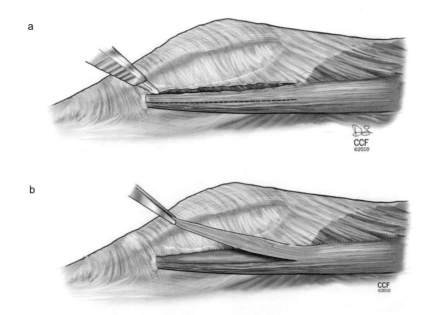

**图 30.1** (a) 显露髌骨外侧支持带，包括髂胫束。(b) 髂胫束的前半部分从 Gerdy 结节分离，然后向近端反折，越过股骨外侧髁 (Copyright The Cleveland Clinic Foundation)

**图 30.2** (a) 如果变细的外
侧支持带仍有残留，在外侧
关节囊和支持带之间分离出
一段间隙。(b) 通过该间隙
将分离的髂胫束带连接到髌
骨外缘中点和近端 1/3 交界
处 (Copyright The Cleveland
Clinic Foundation)

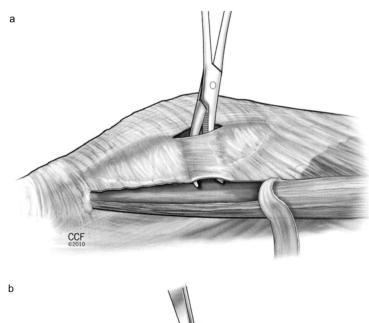

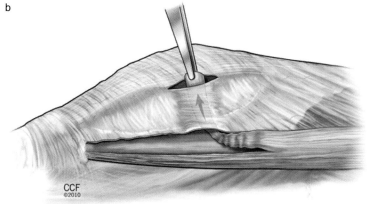

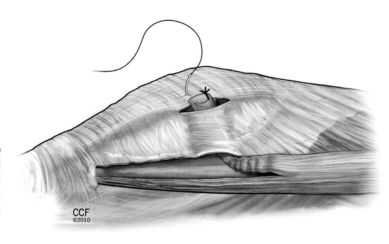

**图 30.3** 转移的髂胫束肌
腱通过缝合到残存的髌骨周
围支持带或通过缝合锚钉固
定。没有必要通过钻孔来固
定 (Copyright The Cleveland
Clinic Foundation)

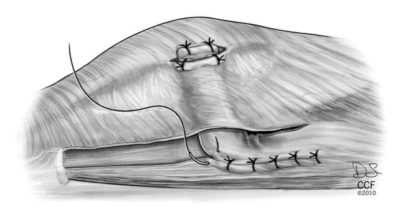

**图 30.4** 我们的目标是使所转移的髂胫束肌腱保持水平方向，在股骨外侧髁水平将其"缝合"到剩余完好的髂胫束上。为了做到这一点，并调整张力，要通过系列缝合将移位的肌腱的后缘与剩余完好髂胫束的前缘结合。这种缝合要从分离的近端开始，向远端进行，确保远端缝合完毕时达到所要求的方向和张力 (Copyright The Cleveland Clinic Foundation)

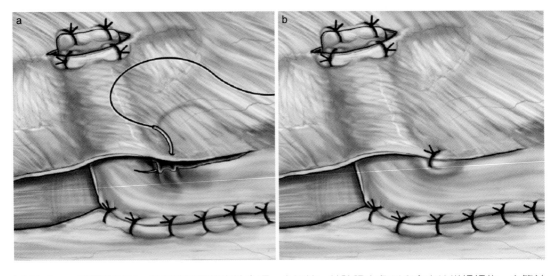

**图 30.5** (a) 通常情况下，肌腱移位的转弯处尝有一个扭结。从髂胫束角到剩余支持带组织的一个简单缝合可以改善对线。(b) 所有的缝合全部到位并保持适度"张力"，深横向的外侧支持带已重建 (Copyright The Cleveland Clinic Foundation)

（Jack T. Andrish 著　吴　旭 译　孙铁铮 审校）

# 外侧髌股韧带重建②：我的做法

髌骨内侧脱位或半脱位是一种残疾状态，可能发生在单纯髌骨外侧支持带松解以后，或是外侧松解合并胫骨结节移位或髌骨内侧支持带紧缩缝合以后。

文献中有报道髌骨外侧支持带的修复技术，包括利用局部软组织加强技术（阔筋膜或髂韧带）来进行重建。根据我们进行髌骨外侧支持带修复及紧缩缝合的经验，术后1年之后，重新出现髌骨内侧脱位的情况明显增加。这促使我们研发一种技术，按照前面介绍的髌股关节内侧韧带重建相同的原理来重建外侧髌股韧带（LPFL）：①选择一个足够强度和硬性的移植物；②等长放置移植物；③充分固定；④调整张力；⑤与股骨髁无摩擦或撞击。

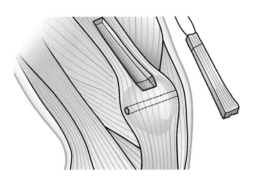

图 31.1　取股四头肌腱作移植物。形成横向穿过髌骨的骨道

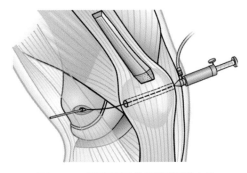

图 31.2　确定股骨外侧髁的等长点

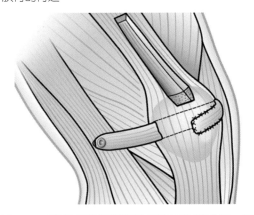

图 31.3　将股四头肌移植物固定于肱骨外髁，通过髌骨骨道，缝合于髌骨的前方

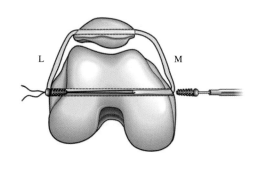

图 31.4　MPFL 和 LPFL 联合重建，一个游离移植物通过髌骨及股骨髁的水平骨道进行重建

（Robert A. Teitge，Roger Torga-Spak 著　吴　旭 译　孙铁铮 审校）

# 32 髌股关节截骨术

骨性结构、软组织和神经肌肉控制间的复杂相互作用保证了髌股关节保持正常的轨迹和良好的稳定性。在膝关节屈曲接近 90° 时，髌骨由内向外倾斜。骨结构的异常，例如股骨前倾增加、滑车发育不良、高位或低位髌骨、胫骨外向扭转增加、胫骨结节偏外以及各种复合畸形等，都有可能导致髌股关节病。作用于髌股关节的力量和力矩的改变将会引起软骨损伤，进而导致继发性髌股关节骨关节炎和肌腱功能不全。根据病变的严重程度联合选择截骨术和软组织松解或许是最佳治疗手段，手术的目的是改变现有的病理结构。

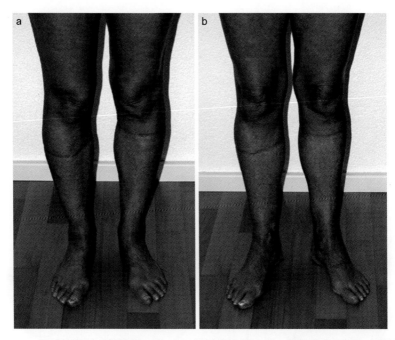

图 32.1　(a) 舒适站姿时可见髌骨内旋。(b) 经过积极校正后，髌骨恢复正常，足外旋增加

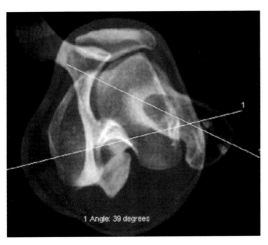

**图 32.2** 轴向 CT 扫描测量股骨前倾角，股骨前倾角为 39°

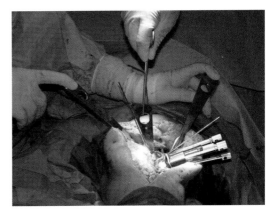

**图 32.3** 2 枚克氏针标明了矫正的角度

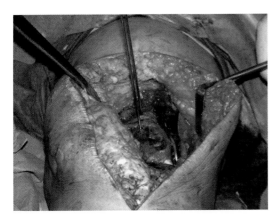

**图 32.4** 股骨髁上旋转截骨后固定

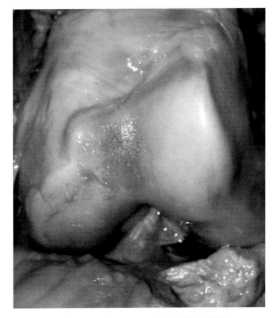

**图 32.5** 正常股骨滑车的形状（尸检）

**图 32.6** (a) 髌骨位置居中；(b) 肌肉收缩导致髌骨上外侧半脱位

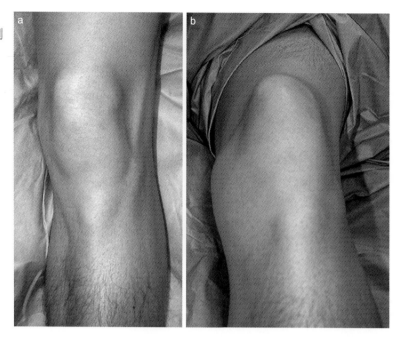

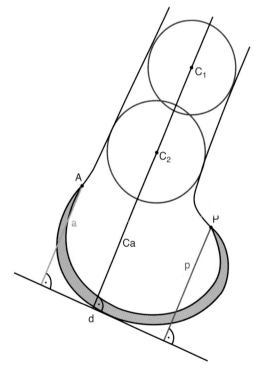

**图 32.7** MRI 测量股骨外侧髁指数

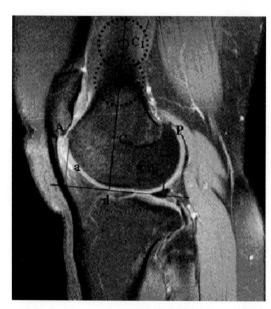

**图 32.8** MRI 显示股骨外侧髁指数较小，仅为 75.2%

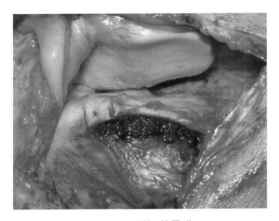

图 32.9 延长截骨术

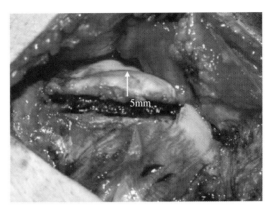

图 32.11 术中可见扁平的股骨滑车软骨垫高

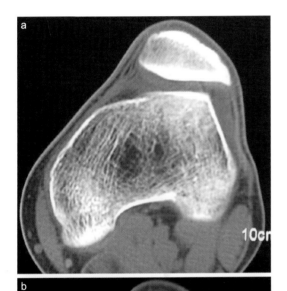

图 32.10 (a) 轴位 CT 扫描显示扁平股骨滑车和髌骨外侧移位（伸膝时）。(b) 肌肉收缩时髌骨外侧半脱位程度增加（同图 32.10a 患者）

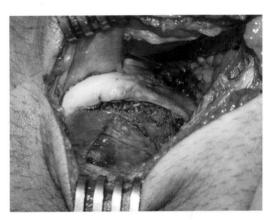

图 32.12 股骨滑车扁平且过短，将其延长和垫高（右膝）

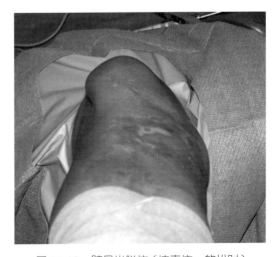

图 32.13 髌骨半脱位（伸直位，放松时）

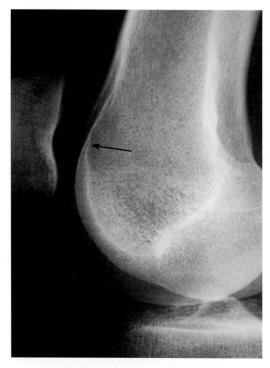

**图 32.14** 交叉征（箭头所示）

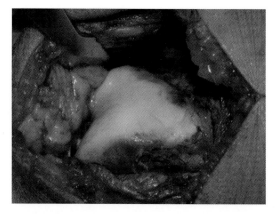

**图 32.16** 中央凸起型股骨滑车近端的突出处

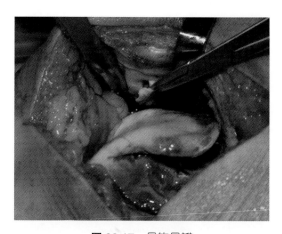

**图 32.17** 骨软骨瓣

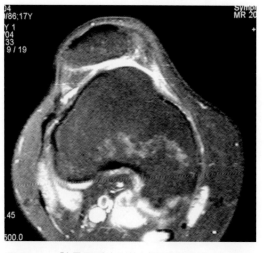

**图 32.15** 髌骨严重半脱位时可见股骨滑车出现中央凸起（轴位 MRI）

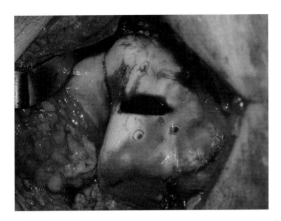

**图 32.18** 骨软骨瓣再固定术加深股骨滑车

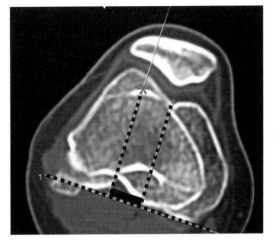

**图 32.20** 轴向 CT 测量 TT-TG 间距

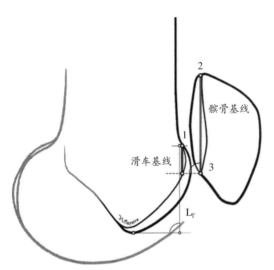

**图 32.19** MRI 测量髌股滑车指数：1. 股骨滑车软骨的最前面；2. 髌骨软骨的最上极；3. 髌骨软骨的最下极

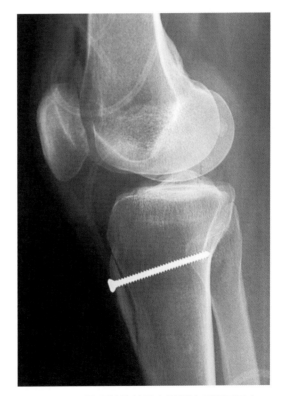

**图 32.21** 胫骨结节截骨内侧移位后螺钉固定

（ Roland M. Biedert, Philippe M. Tscholl 著　刘光宇 译　孙铁铮 审校）

# 33 股骨滑车截骨加深成形术

在髌骨脱位的治疗方法中，股骨滑车截骨加深成形术是一类很少见的术式。它只适用于那些滑车高度发育不良（Dejour B 型或 D 型）且髌骨轨迹异常的患者。它就像"照单点菜"一样，一步一步地纠正解剖学上的异常。这种手术的技术要求很高，容易出现并发症。但是，在保持髌股关节稳定性上是很有效的。

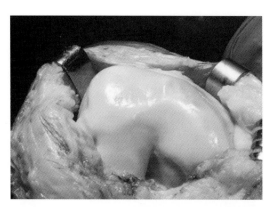

图 33.1 高度股骨滑车发育不良（右膝前面观）。滑车沟不存在，在外侧面（左侧）能看到较大的凸起

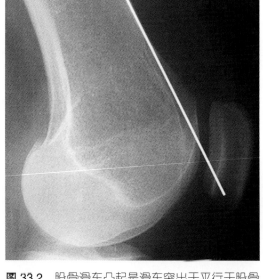

图 33.2 股骨滑车凸起是滑车突出于平行于股骨前侧皮质线之前的部分，滑车沟的基底位置也可以依据此线计算出来

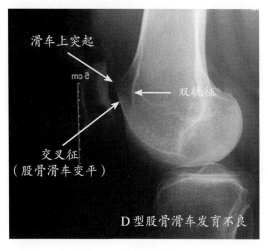

图 33.3 分析股骨滑车发育不良时要采用股骨后髁完全重叠的侧位片，滑车发育不良的三个征象有：(1) 交叉征，(2) 滑车上凸起，(3) 交叉征下的双轨征

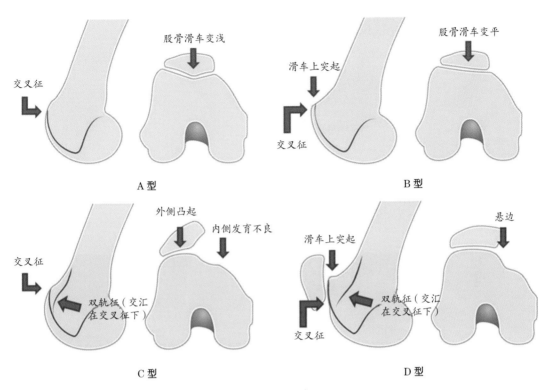

**图 33.4** Dejour 股骨滑车发育不良的分型

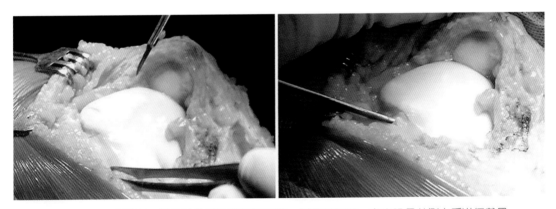

**图 33.5** 手术显露。沿着骨软骨边缘切开骨膜，并将其翻开。参考股骨前侧皮质进行截骨

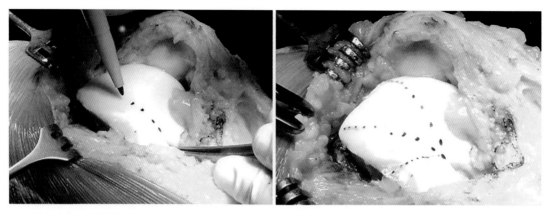

**图 33.6** 手术显露后，用标记笔画出新的滑车。计划好髁间窝、滑车沟和切面的基底部的位置

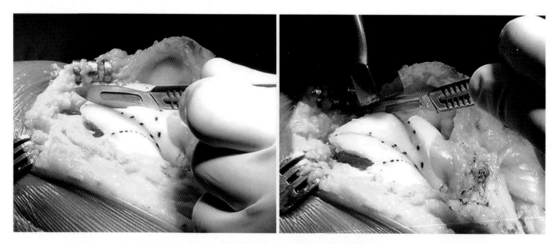

**图 33.7** 为了更好地与软骨下骨床匹配，可以沿着滑车沟线和切面线来切骨软骨瓣

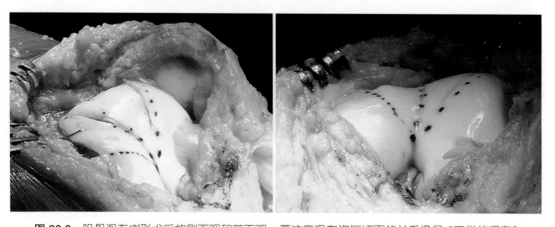

**图 33.8** 股骨滑车成形术后的侧面观和前面观，要注意滑车沟与切面的关系像是"正常的滑车"

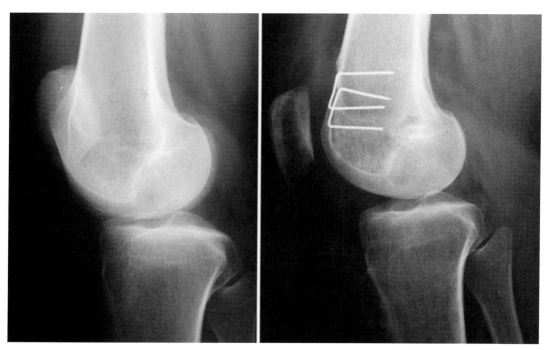

**图 33.9** 股骨滑车上凸起切除与滑车突起矫正术术前与术后 X 线侧位片，髌骨倾斜得到明显改善

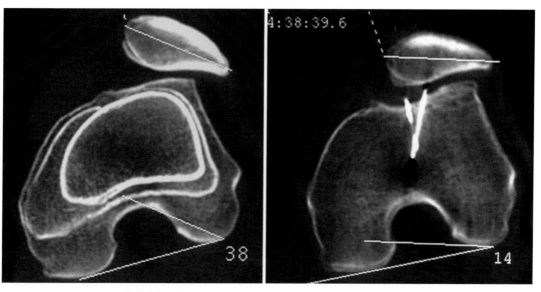

**图 33.10** CT 轴位扫描显示股骨滑车成形术术前与术后，股骨滑车沟得到重塑，髌骨倾斜得到纠正，髌骨半脱位也得到改善

（David Dejour, Paulo Renato F. Saggin 著　刘光宇 译　孙铁铮 审校）

# 34 胫骨旋转截骨术

1. 任何髌股关节痛、髌股关节不稳或者髌股关节病的患者如果存在 James 所描述的力线异常都应该引起重视。
2. 下肢扭转力线异常畸形可以仅表现疼痛，也可能表现为髌骨不稳和（或）髌骨软化，它可能是髌股关节不稳和髌股关节炎的主要病因。但是，对这三种情况（力线、关节不稳和软骨损伤）要进行独立评估。
3. 在三个平面上恢复下肢正常力线就是恢复膝关节的力学向量的正常作用方向。
4. 膝关节轴位（水平面）对线常常容易被忽略，CT 扫描通过测量髋、膝和踝关节的轴线对膝关节轴位对线情况进行准确地评估。
5. 对于因轴位力线异常而产生髌股关节症状的患者而言，通过旋转截骨术重新调整股骨与胫骨的力线，不仅仅是恰当的，更是必要的，甚至是唯一合理的治疗方法。
6. 在下肢存在扭转对线不良的情况下，关节不稳或软骨修复等手术治疗极有可能失败。
7. 不可低估手术相关的并发症。

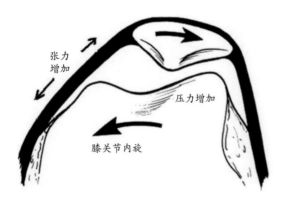

图 34.1　当身体前进时，膝关节向内侧旋转，内侧髌股韧带的张力增加，而髌股关节外侧面的压力增加

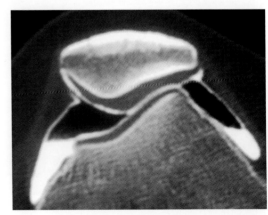

图 34.2　髌骨外侧面软骨下骨硬化增加是局部慢性压力增加导致。双对比 CT 造影显示髌骨与股骨滑车关节软骨完整，但是髌骨外侧面关节软骨压力增加

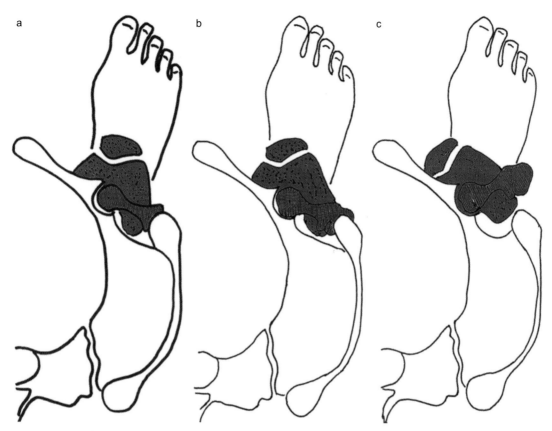

**图 34.3**　(a) 正常男性的股骨前倾角为 13°，胫骨外向扭转角为 21°，足前进角为 13° 时，膝关节面轻度外旋。(b) 正常女性的股骨前倾角为 13°，胫骨外向扭转角为 27°，膝关节略向内旋，大转子较正常男性稍有前移。(c) 胫骨扭转增加 10° 的女性，为保持正常的足前进角，膝关节轴线内旋接近 30°，引起膝关节内侧间室的增大和髌股关节外侧压力升高，髋关节明显内旋伴大转子前移

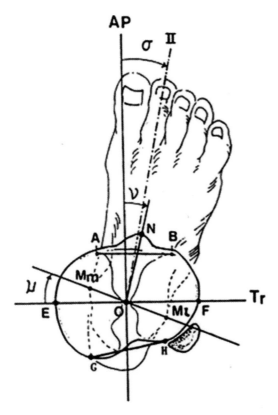

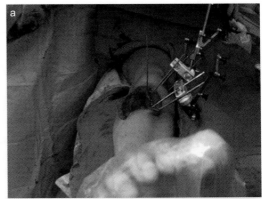

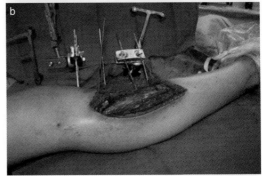

图 34.4 测量胫骨扭转角，即胫骨近端横轴 (Tr) 与踝关节轴 Mm-ML 之间的夹角 (From Yoshioka Y, Siu DW, Scudamore RA, et al. Tibial anatomy and functional axes. J Orthop Res. 1989; 7:132-137)

图 34.5 胫骨外向扭转畸形超过 30°，进行胫骨内旋截骨术。(a) 注意，克氏针平行放置在截骨面的上方和下方，将远折端内旋 30°。(b) 将导航反射器（追踪器）分别放置在股骨、胫骨截骨平面的近端和远端

（Robert A. Teitge, Roger Torga-Spak 著　刘光宇 译　孙铁铮 审校）

# 股骨旋转截骨术 35

膝关节在三个平面的对线情况对髌骨轨迹及其负荷影响极大。髌股关节的负荷来自关节外，这是有些膝关节手术失败的原因。骨性力线异常需要通过截骨手术纠正。如果由于股骨外髁过短导致膝外翻，那么就是股骨内翻截骨术的适应证；如果膝外翻是胫骨弓形外翻的结果，那么就应该在畸形附近进行胫骨内翻截骨术。膝内翻伴内侧间室退变应施行胫骨外翻截骨术。内向膝关节继发侧方半脱位，如果是由股骨前倾增加引起的，应该施行股骨外旋截骨术；如果是由胫骨外向扭转增加引起的，应施行胫骨内旋截骨术。复合畸形并不少见，要根据畸形的原因选择截骨术的类型和位置。

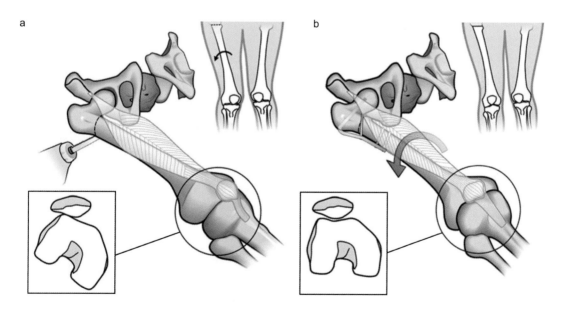

**图 35.1** (a) 在股骨小转子尖端水平施行横形截骨术。(b) 将远端外旋直到达到满意的外旋角度为止

（ Robert A. Teitge，Roger Torga-Spak 著　刘光宇 译　孙铁铮 审校 ）

# 36 高位髌骨和低位髌骨

低位髌骨指髌骨相对于股骨和胫骨的位置低，常用两个专业术语来表示，一个是"patella baja"，另一个是"patella infera"。由于常用拉丁文描述高位髌骨 (patella alta)，因此，低位髌骨对应的术语采用 patella infera 更为合适，其真正的意义在于髌骨在膝关节中位置过低导致生物力学异常。正常髌骨在伸膝时并不进入股骨滑车，但是在低位髌骨时，髌骨总是与股骨滑车接触。低位髌骨常常是创伤或既往膝关节手术的并发症。少数情况下，低位髌骨是体质性的，而非病理性。

高位髌骨是导致髌骨不稳的四个解剖因素之一（其他三个因素是：股骨滑车发育不良、TT-TG 过大和髌骨倾斜）。在高度屈膝位，髌骨才进入股骨滑车，这导致了髌骨不稳。和低位髌骨一样，高位髌骨的诊断应在膝关节侧位片上测量确定。

通过胫骨结节的远端移位校正高位髌骨，要同时矫正其他的力线异常，来获得髌骨的稳定。

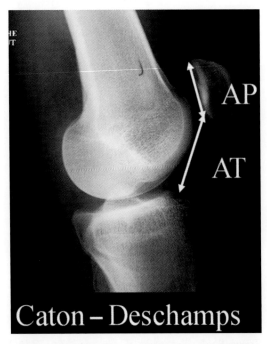

**图 36.1** Caton-Deschamps 指数 (AT/AP) 是髌骨关节面下缘到胫骨平台前上缘的距离 (AT) 与髌骨关节面长度 (AP) 的比值

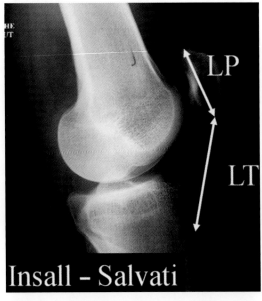

**图 36.2** Insall–Salvati 指数 (LT/LP) 是髌腱的长度 (LT) 与最长的髌骨矢状径 (LP) 的比值

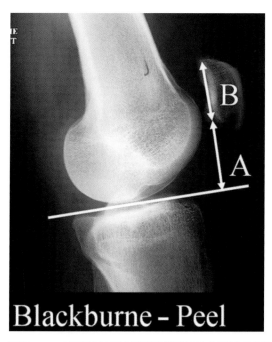

**图 36.3**  Blackburne–Peel 指数 (A/B) 是髌骨关节面下缘到胫骨平台切线的垂直距离 (a) 与髌骨关节面长度 (b) 的比值

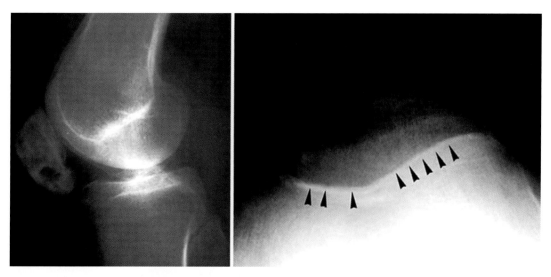

**图 36.4**  低位髌骨。在膝关节侧位片上，髌骨下缘到胫骨平台前上缘的距离几乎为 0。在 "落日位" (sunset pattern) 髌骨轴位片上，难以观察到髌股关节间隙

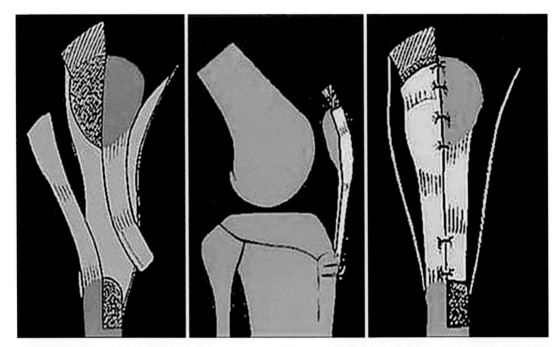

**图 36.5**　DeJour 髌腱延长术的三个步骤：(1)"Z"形髌腱成形术；(2) 术中 X 线透视评估髌骨高度；(3) 使用金属线编织缝合固定 6 个月

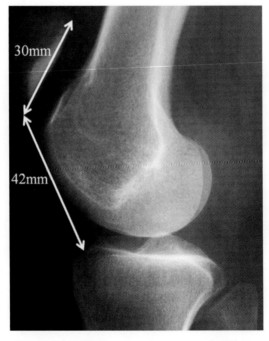

**图 36.6**　高位髌骨，Caton–Deschamps 指数为 1.4

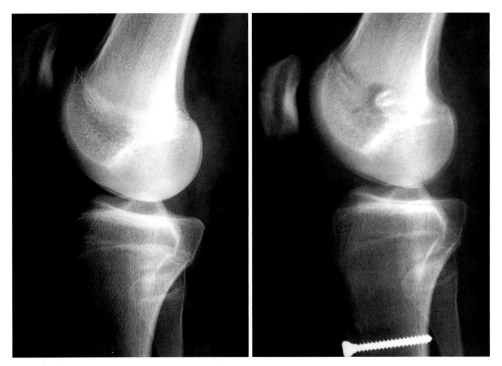

**图 36.7**　高位髌骨的术前与术后的膝关节侧位片。胫骨结节远端移位后，髌骨高度得到矫正（Caton–Deschamps 指数由术前的 1.5 到术后的 1）

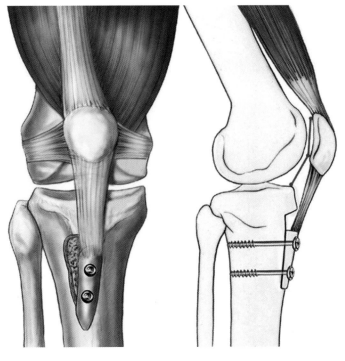

**图 36.8**　胫骨结节向内侧和远端移位。使用 2 枚螺钉固定，用来矫正 TT-TG 距离过大和高位髌骨。要小心髌骨结节不要过度靠内，因为远端移位本身就可自动引起向内侧移位。螺钉必须垂直于胫骨干固定以产生良好挤压，以及避免固定不牢固导致近端移位

（Paulo Renato F. Saggin, David Dejour 著　刘光宇 译　孙铁铮 审校）

# ③⑦ 胫骨结节前内侧截骨术 （Fulkerson 截骨术）

关于胫骨结节前内侧截骨术的效果有大量病例报道。尽管在检测的方法上存在不同，但是结果表明术后优良率较高，并且在主观、客观和功能方面的评分都有所改善。注意手术细节规划、让患者的期望合理，最可能产生优良的效果。采用新技术（例如 T3 系统）使手术医生更愿意依据术前计划施行截骨术来恢复髌股关节的生物力学特性。

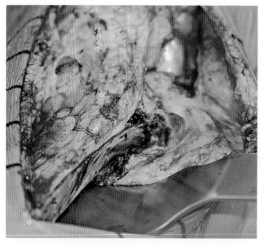

**图 37.1** 从胫骨外侧向上提拉前筋膜室肌肉，拉钩保护后方神经血管结构

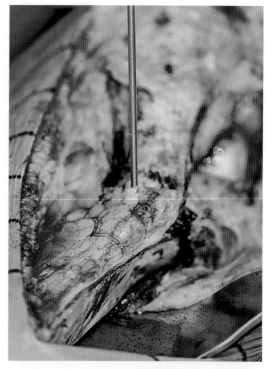

**图 37.3** 在 Gird 结节以远将导针置入导向器中

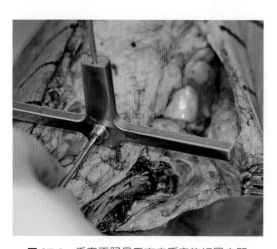

**图 37.2** 垂直于胫骨后方皮质安放好导向器

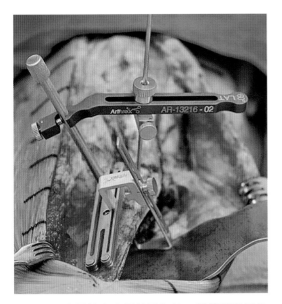

图 37.4　在导针上安置截骨指针，并将截骨板放置在髌腱内侧

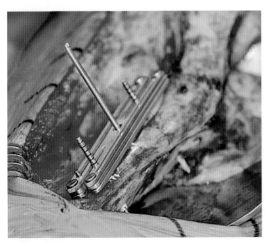

图 37.5　截骨板位置确认无误后用短钉进行加强固定

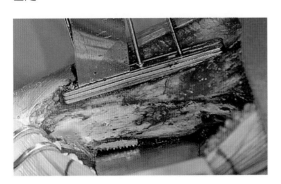

图 37.6　用摆锯进行初步的斜形截骨，同时用生理盐水冷却，注意拉钩保护后方血管神经结构

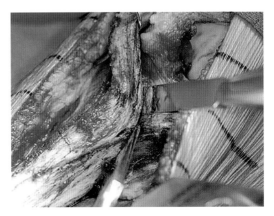

图 37.7　使用小骨凿进行近端截骨

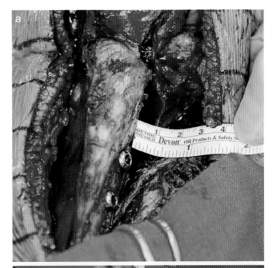

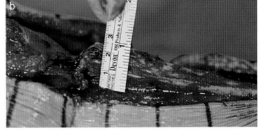

图 37.8　直接测量截骨块内置和前置的距离，使用 2 ~ 4.5mm 螺钉固定

（Jack Farr, Brian J. Cole, James Kercher,
Lachlan Batty, Sarvottam Bajaj 著
刘光宇 译　孙铁铮 审校）

# 髌骨薄化截骨术：治疗髌股关节炎的新技术

**38**

髌骨薄化截骨术是一项保守的手术方法，在我们的患者术后平均 9 年的随访时间内，具有良好的临床和影像学效果，是治疗单纯性髌股关节炎的一个新选择。这种截骨术具有低侵入性，是处理复杂的髌股关节问题的替代方法。

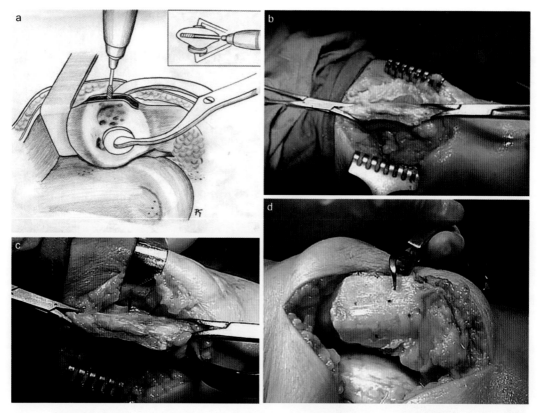

**图 38.1** 髌骨薄化截骨术。(a) 在髌骨的外缘做出沟槽，手术示意图显示磨钻的方向必须严格平行于髌骨前面。(b) 去除髌骨中央部分使髌骨更薄。(c) 使用可吸收针固定，注意截骨线。(d) 最终结果是保留髌骨关节面，以及髌骨关节面上极和下极附着的软组织 (Reproduced and adapted with permission and copyright of the British Editorial Society of Bone and Joint Surgery from Vaquero J, Calvo JA, Chana F, Perez-Mañanes R. The patellar thinning ostotomy in patellofemoral arthritis:four to 18 years follow-up. J Bone Joint Surg Br. 2010; 92-B:1385-1391)

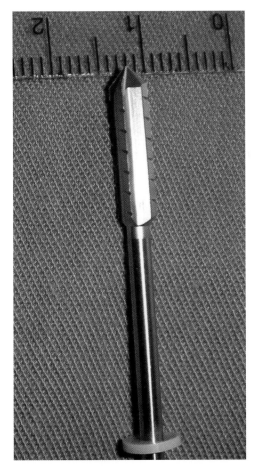

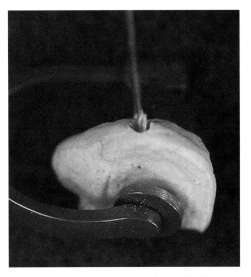

图 38.3 在假骨上钻导孔确定正确的截骨平面

图 38.2 用来去除髌骨中央骨质的 5mm 高速磨钻

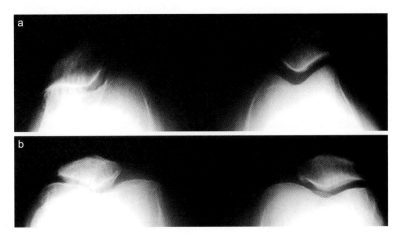

图 38.4 (a) 术前髌骨切线位片和 (b) 右侧髌骨薄化截骨术后 5 年 X 线片，请注意髌股关节间隙得以保留

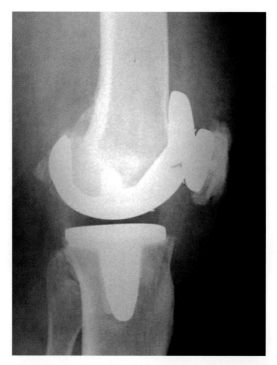

图 38.5 髌骨薄化截骨术后 5 年，由于股胫关节炎进展，行全膝关节置换术（无手术并发症）
(Reproducted and adapted with permission and copyright of the British Editorial Society of Bone and Joint Surgery from Vaquero J, Calvo JA, Chana F, Perez-Mañanes R. The patellar thinning ostotomy in patellofemoral arthritis:four to 18 years follow-up. J Bone Joint Surg Br. 2010; 92-B:1385-1391)

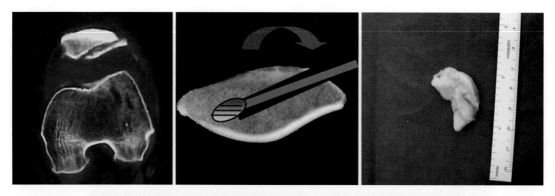

图 38.6 髌骨切线位片显示斜形截骨过度靠近关节面。1 年后不得不在关节镜下取出坏死片段

（Javier Vaquero, José Antonio Calvo 著 刘光宇 译 孙铁铮 审校）

# 髌股关节软骨修复技术 ㊴

　　临床上，对髌股关节软骨损伤导致的疼痛及活动受限的处理仍然十分棘手。对于整个髌股关节，包括髌股关节稳定结构的重视，是取得治疗成功的关键。和胫股关节软骨病变的处理一样，必须对患者存在的所有病变予以详细记录。根据患者软骨病变缺损的大小和部位不同采取不同的处理方式。患者临床效果优良与否与胫股关节软骨病变损伤的效果相似。

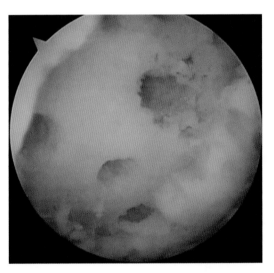

**图 39.1** 骨髓刺激术处理股骨滑车软骨损伤

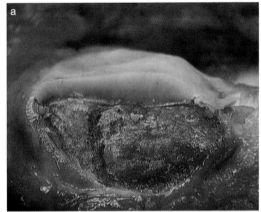

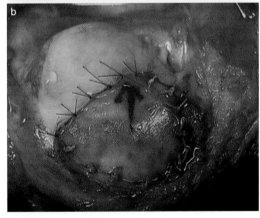

**图 39.2** (a) 清理软骨损伤部位，但不破坏软骨下骨，保持软骨损伤区域周缘垂直。(b) 把骨膜或胶原膜用缝线缝合后使用纤维胶密封，将经培养扩增的软骨细胞悬液注射入软骨损伤区

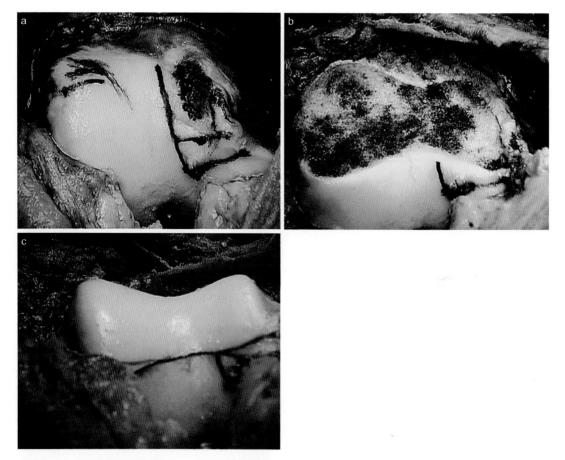

**图 39.3**　(a) 标记软骨病变部位。(b) 使用摆锯截骨，注意冷却。(c) 供体骨软骨移植物修整后固定于缺损部位

（Jack Farr, Brian J. Cole, Michael J. Salata, Marco Collarile, Sarvottam Bajaj 著

黄宁庆 译　孙铁铮 审校）

# 自体骨软骨移植 ⑩

　　自体骨软骨移植（马赛克移植）是目前常用的治疗负重区域局限性全厚层软骨或骨软骨缺损的方法之一，此方法的要点是从膝关节非负重区采取多个大小不同的骨软骨栓，将其移植到负重部位的软骨损伤区域。移植的骨软骨栓之间的间隙最终被纤维软骨填充。新形成的软骨表面含80%～90%的透明软骨和10%～20%的新生纤维软骨，与正常软骨表面的生物力学特性相同。本章主要介绍马赛克移植法治疗髌股关节软骨损伤的适应证和禁忌证，并对手术详细操作步骤及术后处理进行了阐述，对此治疗方法的并发症及相关处理进行了介绍，对作者采用马赛克法治疗髌股关节病的临床经验及17年的随访结果进行了总结。

　　作者在采用马赛克法治疗髌股关节病的临床实践中总结出的一些要点及手术中可能遇到的常见错误也进行了介绍。

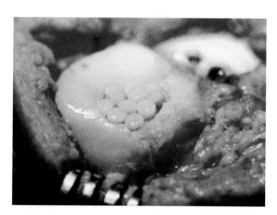

**图 40.1**　马赛克移植治疗髌骨骨软骨损伤，图示将 10 个同等大小的骨软骨移植物填充至软骨损伤部位

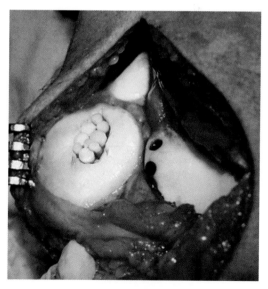

**图 40.2**　马赛克移植治疗髌股软骨损伤，图示将 9 个不同大小的骨软骨移植物填充至软骨损伤部位

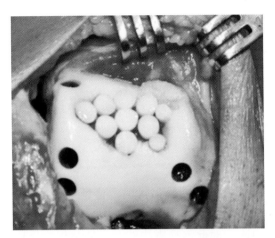

**图 40.3** 马赛克移植治疗股骨滑车骨软骨损伤，从关节周缘取材骨软骨栓移植到中央软骨缺损区

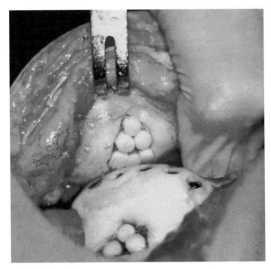

**图 40.5** 马赛克移植治疗髌股关节对吻型软骨损伤 (kissing lesions)——特殊适应证

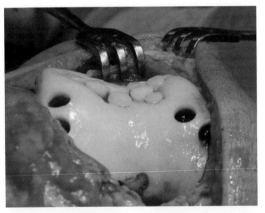

**图 40.4** 马赛克移植治疗股骨滑车骨软骨损伤，轴向观察移植后股骨滑车外形良好

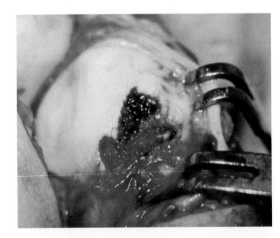

**图 40.6** 新鲜创伤性髌骨骨软骨损伤

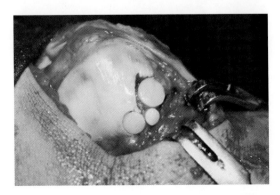

**图 40.7** 移植 3 个骨软骨栓治疗髌骨软骨损伤

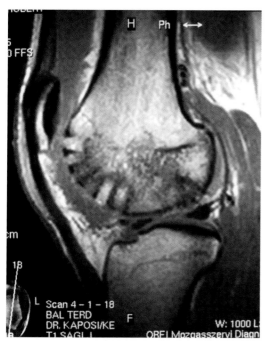

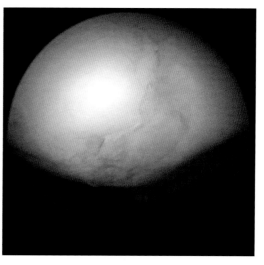

**图 40.10** 前图病例术后 2 年关节镜探查所见，软骨缺损部位被连续的类透明软骨填充

**图 40.8** 磁共振检查显示马赛克移植术后供体区域影像。注意供体钻孔间距至少为 3mm

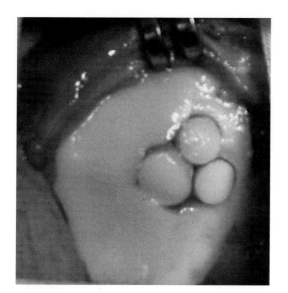

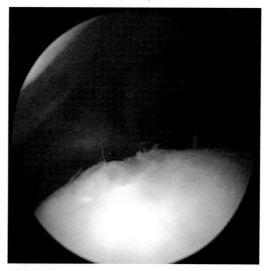

**图 40.9** 马赛克移植治疗髌骨中央区域骨软骨损伤

**图 40.11** 术后 2 年关节镜探查供体区域，供体钻孔部位为连续的纤维软骨填充

（László Hangody, Eszter Baló 著　黄宁庆 译　孙铁铮 审校）

# 41 髌股关节同种异体移植

如果患者的关节软骨已磨损消失，形成骨关节炎，则可以选择以下两种替代方法：①恢复正常关节外解剖结构及关节稳定性；②关节表面置换。关节表面置换可采用生物性或人工假体置换。

异体骨软骨移植的临床应用已有很长的历史，治疗膝关节骨软骨缺损的成功率＞75%。具体方法包括将关节软骨连同软骨下骨整个移植在关节内损伤区域。移植可为单极移植（仅置换一侧损伤的关节面）或双极移植（两个相对的关节面同时置换）。软骨细胞活力是软骨移植成功的关键。冷冻后软骨细胞的生存率会降低，因此新鲜的同种异体骨软骨移植物可以改善软骨细胞活力。与其他组织移植相比，异体骨软骨移植产生的排异反应较轻，这是因为软骨细胞陷窝周围复杂的高分子细胞外基质将表面抗原与宿主的免疫细胞分隔开来。

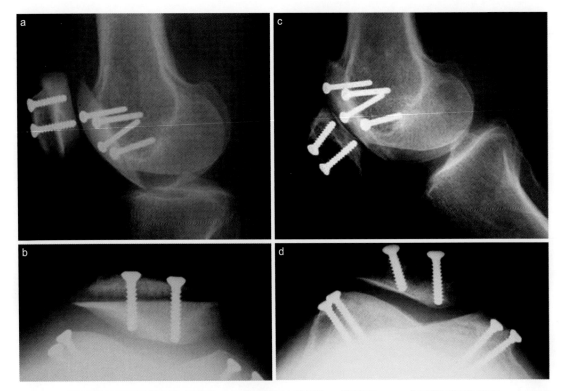

**图41.1** 髌股关节双极异体骨软骨移植。(a) 术后膝关节侧位 X 线检查。(b) 术后髌骨轴位检查。(c) 术后 5 年膝关节侧位检查。(d) 术后 5 年髌骨轴位检查

（Robert A. Teitge，Roger Torga-Spak 著 黄宁庆 译 孙铁铮 审校）

# 髌股关节置换：技巧和注意事项 42

近25年来，髌股关节置换术在欧洲十分流行，目前在美国也受到越来越多的关注。髌股关节假体使用的数量越来越多。

尽管如此，髌股关节置换的手术适应证仍然较窄，胫股关节间室没有形成骨关节炎是其最佳适应证。满意率最低的情况是不明原因的髌股关节骨关节炎、年龄较轻且以后有形成胫股关节骨关节炎的可能。

此外，与标准的人工全膝关节置换术相比，髌股关节置换术切开的组织较少，失血也更少。对于拒绝行全膝关节置换术的患者可建议行髌股关节置换术。

手术的技术要点在于：股骨滑车假体放置位置不要太偏向远端，滑车假体的近端或远端不能太突出，且术后不能出现髌骨不稳定。

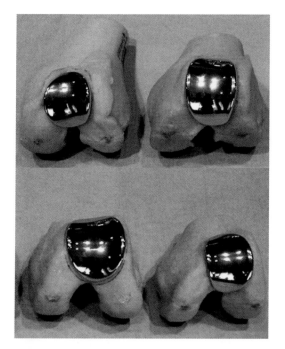

图 42.1 股骨滑车的解剖存在很大的变异，在行髌股关节置换术的患者中尤其明显 (Reprinted with permission from Kinamed, California USA)

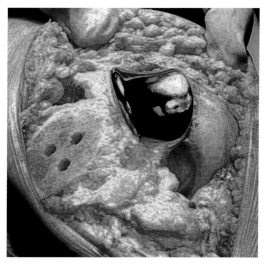

图 42.2 根据患者股骨滑车 CT 扫描定制股骨滑车假体 (Reprinted with permission from Kinamed, California USA)

（Ronald P. Grelsamer, Jason Gould 著 黄宁庆 译 孙铁铮 审校）

# 43 髌股关节置换：
## 伟大的方案，巨大的问题

很遗憾，很多骨科医师认为，对于经多次手术后仍存在膝前痛的年轻患者，最终解决方案是髌股关节置换术（所谓的最佳解决方案）。但人们却忽视了一个重要的问题：患者疼痛的原因是什么？如果未能找到疼痛的原因就对年轻患者选择髌股关节假体置换，就可能产生更大的问题。

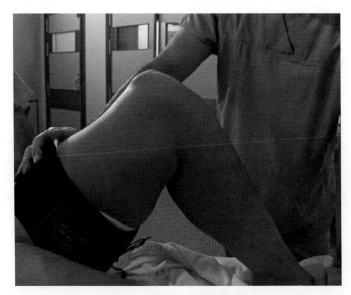

图 43.1　查体提示高位髌骨

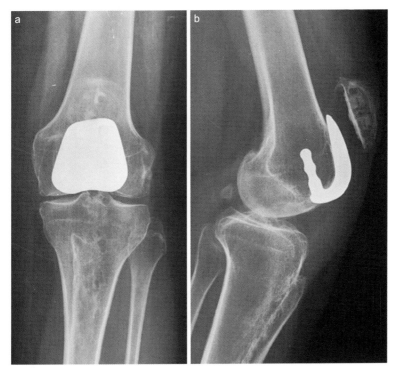

图 43.2 左膝关节髌股关节置换术后膝关节前后位 (a) 及侧位 (b) X 线片显示高位髌骨

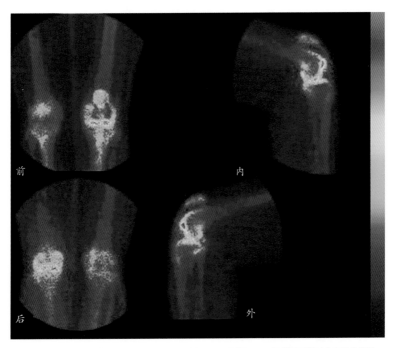

图 43.3 标准 [99] 锝亚甲基二磷酸盐骨扫描显示股骨髁骨代谢活动增强

**图 43.4** (a) 下台阶试验中膝关节的屈伸力矩的变化。(b) 下台阶试验中地面垂直反作用力。(c) 下台阶试验中膝关节外展力矩的变化

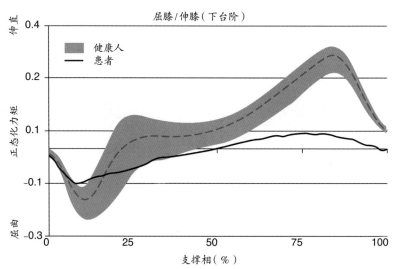

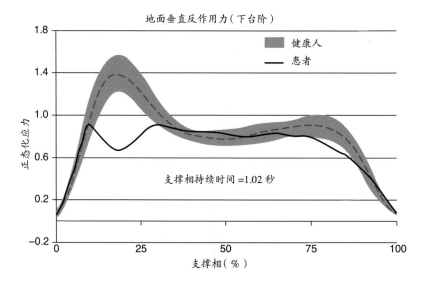

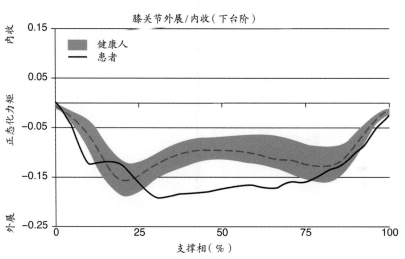

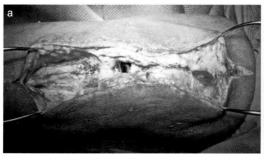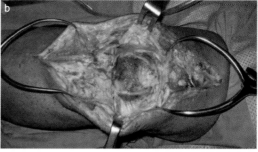

**图 43.5** (a) 术中照片示髌腱完全缺如。(b) 髌股关节置换术后取出股骨假体后股骨滑车的表现

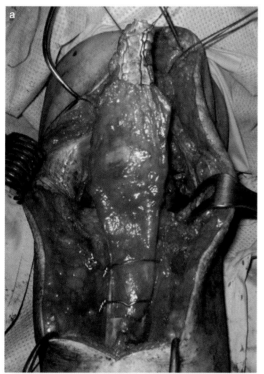

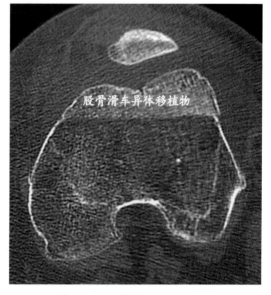

**图 43.7** 术后 3 个月随访，行 CT 检查见股骨滑车异体移植物无退行性变或异常增生表现

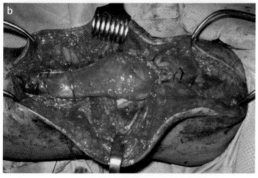

**图 43.6** (a) 术中照片示将同种异体伸肌装置植入缺损部位后，使用不锈钢丝将异体移植物胫骨侧固定，2 根缝线将异体移植物股四头肌部在张力下固定于近端。(b) 用自身软组织覆盖异体移植物

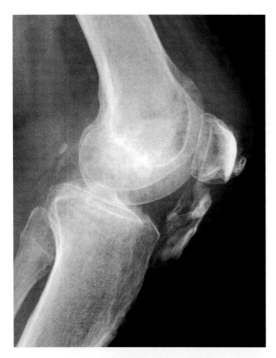

**图 43.8** 创伤后髌腱大面积骨化

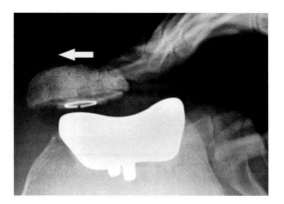

**图 43.9** 左膝关节髌股关节置换术后应力位髌股轴位片示髌骨医源性内侧半脱位

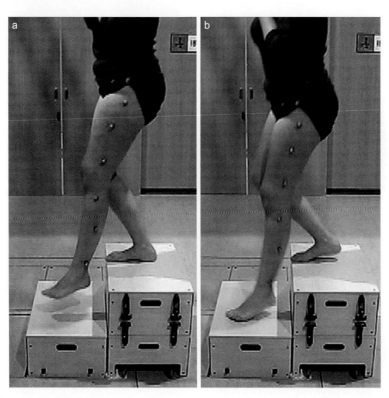

**图 43.10** 下台阶过程中膝关节角度变化（伸膝模式）。在下台阶支撑相膝关节屈曲角度减小，导致伸膝力矩减小，会造成膝关节疼痛。我们认为，下台阶时膝关节通过改变伸膝模式来避免不稳定发生，膝关节伸膝模式的改变使膝关节后侧肌群长期处于偏心拉长状态，因此造成膝关节后方疼痛

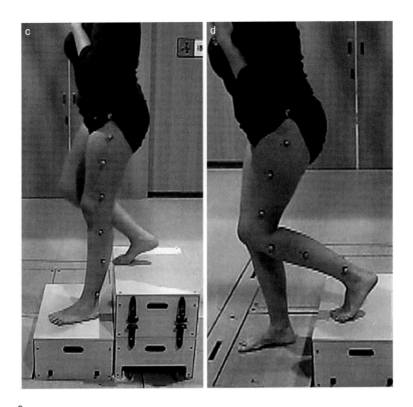

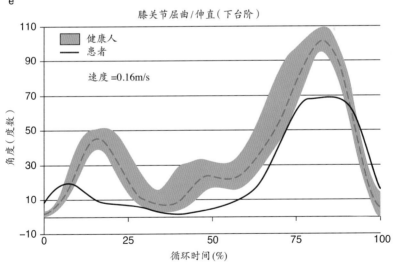

图 43.10（续）

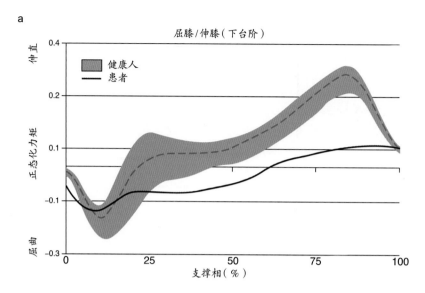

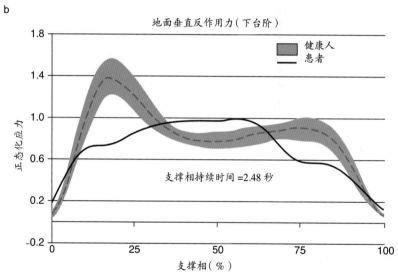

**图 43.11** (a) 下台阶过程中膝关节屈 - 伸力矩变化。(b) 下台阶过程中地面反作用力变化

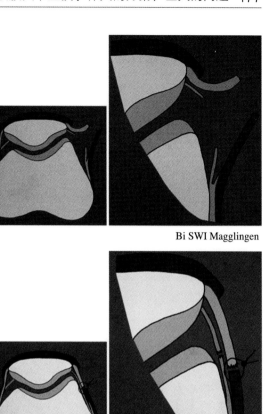

图 43.12 髌骨外侧支持带延长术示意图 (Technical note according to Roland M. Biedert)

（Vicente Sanchis-Alfonso 著 黄宁庆 译 孙铁铮 审校）

# 44 髌股关节病的发生机制：合理的临床路径

对髌股关节病的发生机制、髌股关节病的生物力学和病理生理学的相关理论的阐释，为以病因学为基础对其进行临床分类奠定了基础，对影响正常髌股关节功能的 6 种解剖异常机制提供了评估和分析框架，并为患者选择手术治疗或保守治疗提供了一个简单合理的临床路径。基于对髌股关节 6 种解剖异常机制的仔细评估，可以科学地解释髌股关节病两种主要的临床表现：膝前痛和髌骨不稳定。

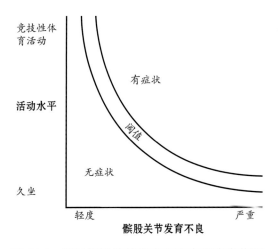

图 44.1　图示髌股关节发育不良患者病变的严重程度与活动水平之间成反比关系，这决定了一些患者将在何时超出症状阈值 (From Merchant AC. Patellofemoral disorders: biomechanics, diagnosis, and non-operative treatment. In: McGinty JB, Casperi RB, Jackson RW, Poehling GG, editors. Operative arthroscopy. New York: Raven; 1991. With permission)

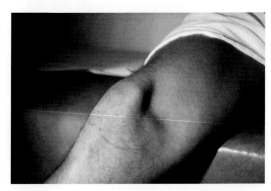

图 44.2　股内侧斜肌 (VMO) 功能不全的典型表现：足部无支撑情况下，股四头肌收缩保持膝关节屈曲 30°，可以看见膝关节内侧面空虚

图 44.4  在标准屈膝 45° 髌骨轴位片上测量股骨滑车沟角 (Sulcus angle)。对 100 例正常个体测量，股骨滑车沟角均值为 138° （范围：126° ~ 150°）

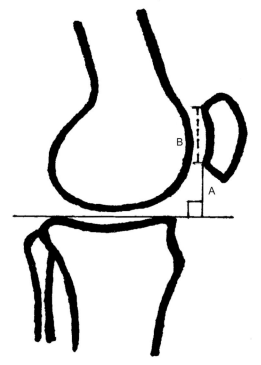

图 44.3  Blackburn–Peel 法测量髌骨高度比 (patellar height ratio) A：胫骨平台上方垂直距离；B：髌股关节面高度；A/B 为髌骨高度比值，正常平均值 = 1：1，±0.2

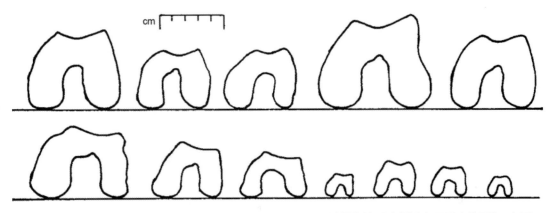

图 44.5  图示在带刻度的 X 线片上描画股骨远端外形，股骨外髁均位于右侧（也可反向排列）。上面一行是双足直立行走猿类股骨远端形态，下面一行是四足行走猿类股骨远端形态 (Redrawn from Heiple KG, Lovejoy CO. The distal femoral anatomy of Australopithecus. Am J Phys Anthropol. 1971; 35:75-84)

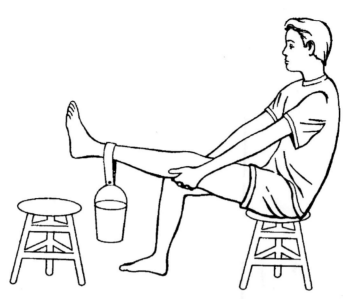

**图 44.6** 图示负重的直腿抬高练习（又称为股四头肌主动等长抗阻练习）(From Merchant AC. Patellofemoral disorders: biomechanics, diagnosis, and non-operative treatment. In: McGinty JB, Casperi RB, Jackson RW, Poehling GG, editors. Operative arthroscopy. New York: Raven; 1991. With permission)

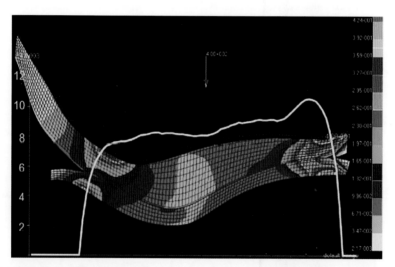

**图 44.7** 膝关节屈曲 60° 静蹲，MRI 有限元分析显示关节软骨应力分布情况，图示应力集中于软骨下骨邻近区域 (Image courtesy of Besier TF, Gold GE, Beaupre GS, et al. A modeling framework to estimate patellofemoral joint cartilage stress in vivo. Med Sci Sports Exerc. 2005; 37:1924-1930)

（Alan C. Merchant 著 黄宁庆 译 孙铁铮 审校）